おねんねまえ

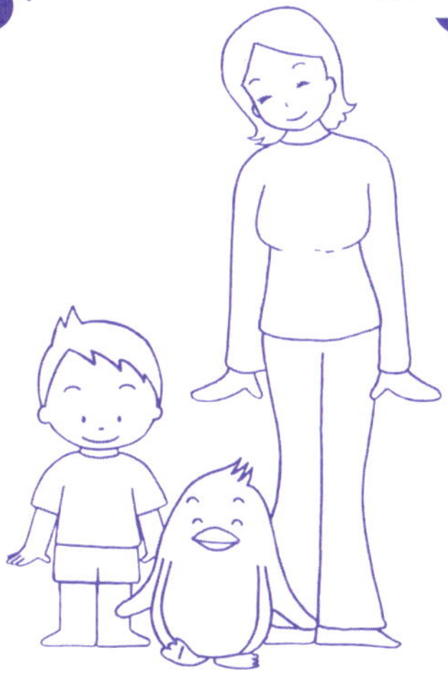

まねまねヨーガ

改訂版

文＊伊藤 華野
絵＊松尾 有輝子

京都通信社

もくじ

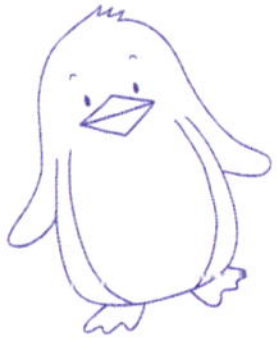

まねまねヨーガ　絵と言葉がけ

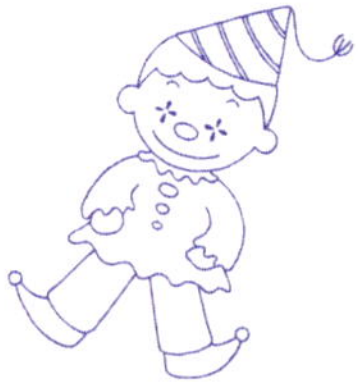

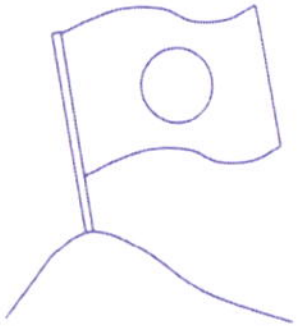

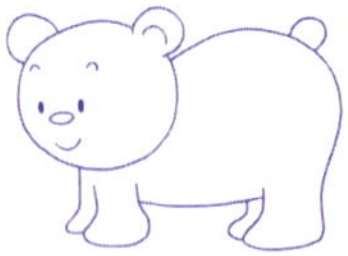

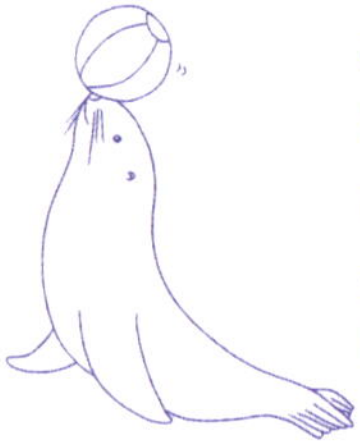

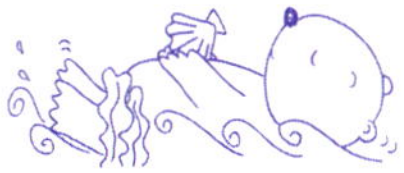
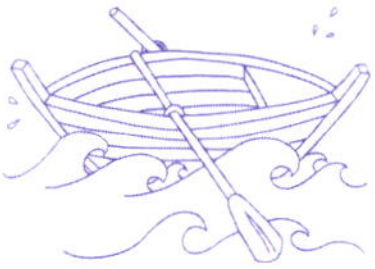

ポーズのつくり方と効果

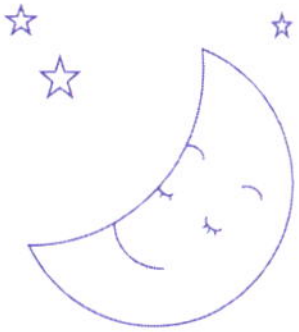
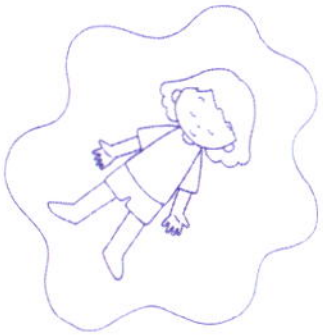
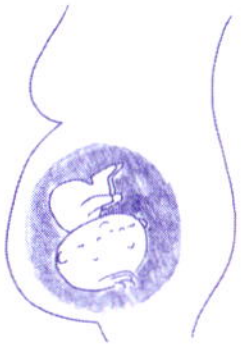
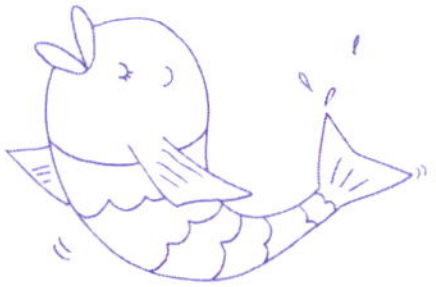

なでなでヨーガ　0歳から高齢の方まで

子どもがなかなか寝つかない……
そんなとき、どうされていますか？

「まねまねヨーガ」が深い眠りにいざないます

一日の終わりにかならずやってくる「おねんね」の時間。おとうさん・おかあさんが子どもとふれあい、絆を深める大切な時間です。子どもが寝つかなくて困ったとき、どんな工夫をされていますか。

音楽を聴かせたり、絵本を読み聴かせるのもよいでしょう。けれども、一日のエネルギーがからだのなかに残っていたり、うれしいこと、悲しいこと、楽しいこと、怖いことなどで気持ちが興奮していたり、かたよった姿勢を長く続けたためにからだが歪んでいたりすると、子どもはなかなか寝つけません。

こんなとき、お子さんを「まねまねヨーガ」に誘ってみませんか。子どもと一緒にからだをまんべんなく動かして姿勢を整えると、呼吸が深くなります。充分に呼吸ができると、あたまもからだもリラックスして、安心して眠りに入ることができます。お昼寝前にも効果的です。

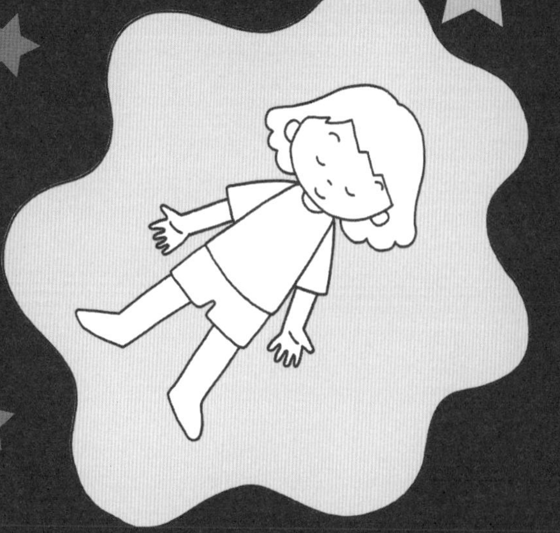

「まねまねヨーガ」を続けると、キレイな姿勢ですごせます

姿勢が良くなると、たくさんいいことがあります。

① 深い呼吸ができるので、こころが安定してきます。
② 快眠・快食・快便・快笑をうながし、ストレスからくる病気を防ぎます。
③ 集中力がつきます。
④ 根気、忍耐、ねばり強さがでてきます。
⑤「ムカツク、キレル、メソメソ、クヨクヨ」が少なくなります。
⑥ 思いやりのある行動がとれるようになります。
⑦ まわりの人に「すがすがしい」気持ちを与えます。

おとなにもいいこといっぱい

この絵本は、発育・発達の途上にある赤ちゃんや幼児はもちろん、こころとからだのバランスを崩しがちな思春期や青年期の方たち、日々忙しく働いて疲れているおとうさんやおかあさん、充実した老後を過ごしたい高齢者の方など、幅広い年齢のみなさんに活用いただけます。

① 心が穏やかになり、イライラや抑鬱《よくうつ》が減り、まわりの人や自分に寛容になれます。
② ストレスによる頭痛、腰痛、便秘、下痢、肩こり、皮膚病、鼻炎、呼吸器疾患などを解消します。
③ からだの歪み、猫背、肥満、痩せすぎが解消され、健康的な体型が維持できます。
④ 血液循環や老廃物の排泄がよくなって、からだの内部がきれいになり、肌も美しくなります。
⑤ 加齢にともなう体力、記憶力、知覚（視力、聴力、嗅覚、味覚、皮膚感覚）の減退を遅らせ、エレガントに歳を重ねることができます。

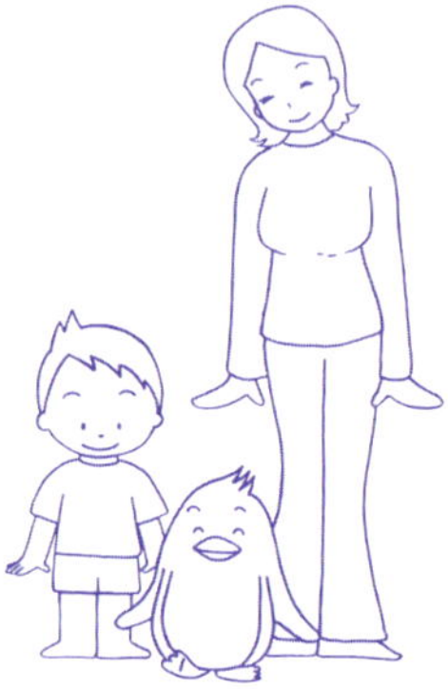

「まねまねヨーガ」で、ヨーガの基本を楽しく体験できます

絵本の特徴

この絵本は、赤ちゃんから高齢者まで
幅広い年齢層のみなさんに活用いただけます

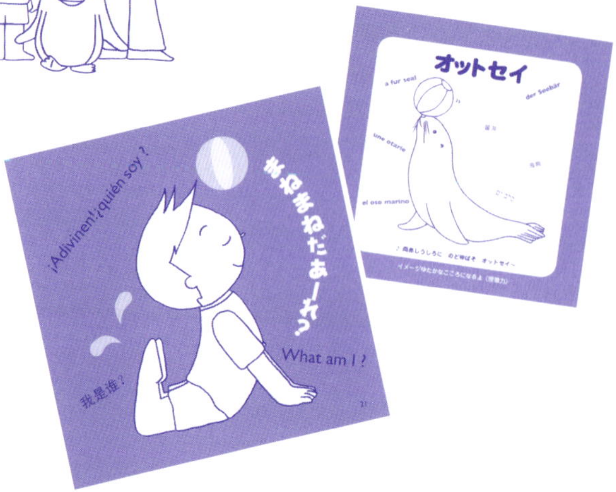

13〜36ページ

「模倣（まねまね）遊び」を
楽しみながら、
ヨーガの基本的な6ポーズを
ひととおり体験できるよう
工夫しています。

- 2歳以上のお子さんにおすすめです

ヨーガの基本的な6ポーズ

うずくまり

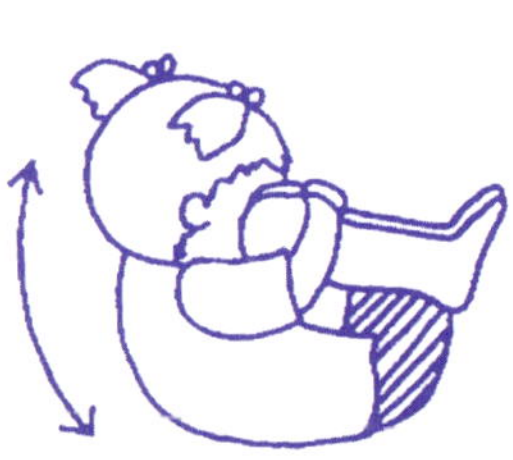

まえ
のばし

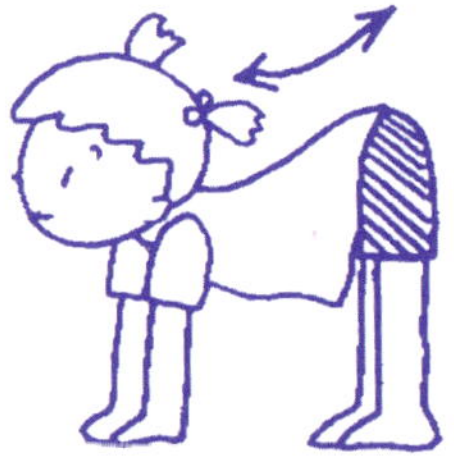

ねじり

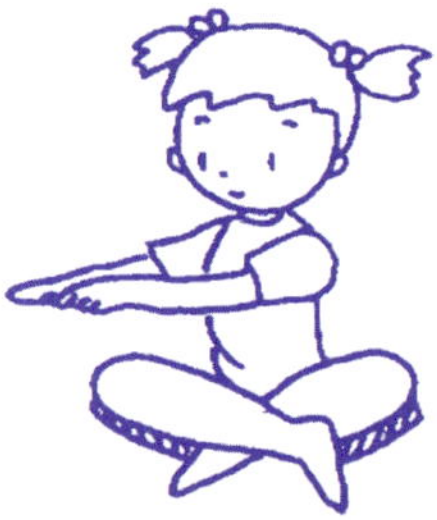

38～50ページ

各ポーズの身体的・心理的な効果や、
動きのポイント、
お子さんへの言葉がけのタイミングなどを
わかりやすく解説しています。
事前にお読みいただくようおすすめします。

●おとなのみなさんにおすすめです

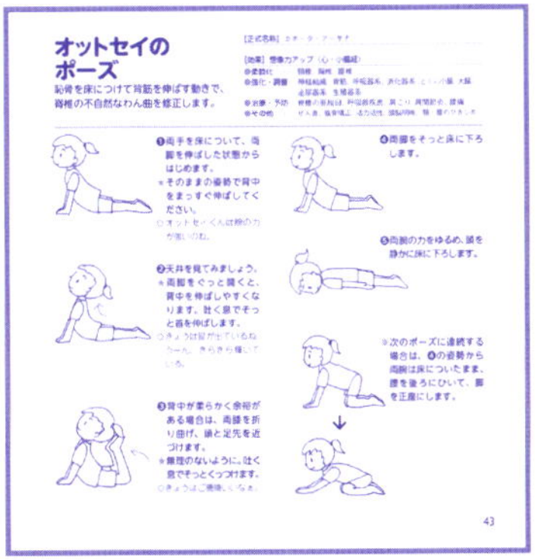
オットセイのポーズ

恥骨を床につけて背筋を伸ばす動きで、脊椎の不自然なわん曲を修正します。

❶両手を床について、両脚を伸ばした状態からはじめます。
＊そのままの姿勢で背中をまっすぐ伸ばしてください。

❷天井を見てみましょう。
＊両脚をぐっと開くと、背中を伸ばしやすくなります。吐く息でそっと首を伸ばします。

❸背中が柔らかく余裕がある場合は、両膝を折り曲げ、頭と足先を近づけます。
＊無理のないように。吐く息でそっとくっつけます。

❹両脚をそっと床に下ろします。

❺両腕の力をゆるめ、頭を静かに床に下ろします。

※次のポーズに連続する場合は、❹の姿勢から両腕は床についたまま、腰を後ろにひいて、脚を正座にします。

43

51～55ページ

「なでなでヨーガ」を紹介しています。
「まねまねヨーガ」の始めや終わりに
お子さんとふれあってください。

●赤ちゃんから高齢者まで、健康づくりに最適です

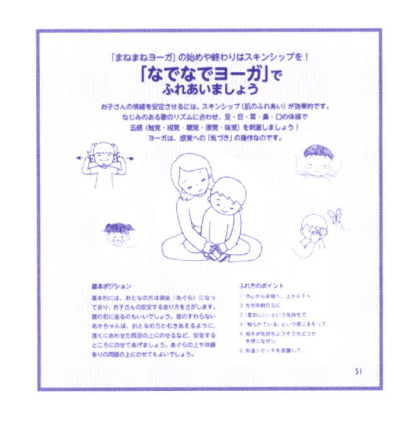

「まねまねヨーガ」の始めや終わりはスキンシップを！

「なでなでヨーガ」でふれあいましょう

お子さんの情緒を安定させるには、スキンシップ（肌のふれあい）が効果的です。
なじみのある歌のリズムに合わせ、足・目・耳・鼻・口の体操で
五感（触覚・視覚・聴覚・嗅覚・味覚）を刺激しましょう！
ヨーガは、感覚への「気づき」の操作なのです。

基本ポジション

基本的には、おとなの方は胡坐（あぐら）になって座り、お子さんの安定する座り方をさがします。膝の前に座るのもいいでしょう。首のすわらないあかちゃんは、おとなの方とむきあえるように、遠くにあわせた両足の上にのせるなど、安定するところにのせてあげましょう。あぐらの上や体操座りの両膝の上にのせてもよいでしょう。

ふれ方のポイント

1 中心から末端へ、上から下へ
2 左右両側交互に
3 「愛おしい」という気持ちで
4 「触られている」という感じをもって
5 相手が気持ちよさそうかどうかを感じながら
6 秒速5センチを意識して

51

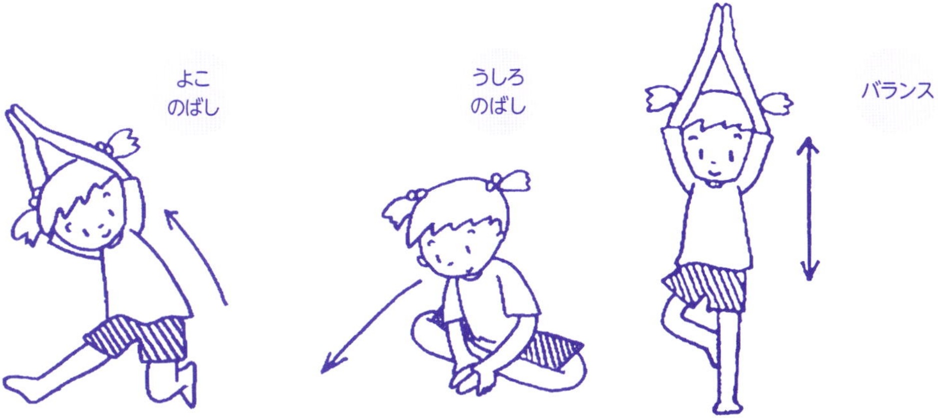

12のポーズは流れる動きでつながっています

12のポーズが一連の流れのある動きでつながっていることも、「まねまねヨーガ」の特徴の一つです。完成したポーズからそのまま次のポーズに無理なくうつれるようになっています。

はじめての方は、まずはこの流れにそって、ゆっくりと12のポーズをまねてみましょう。何回かくり返すうちに、一連の動きがしぜんに身につきます。

おやすみ前のわずか５分の運動で背筋がすっきりと伸びて呼吸が整い、ぐっすりと眠れるようになります。

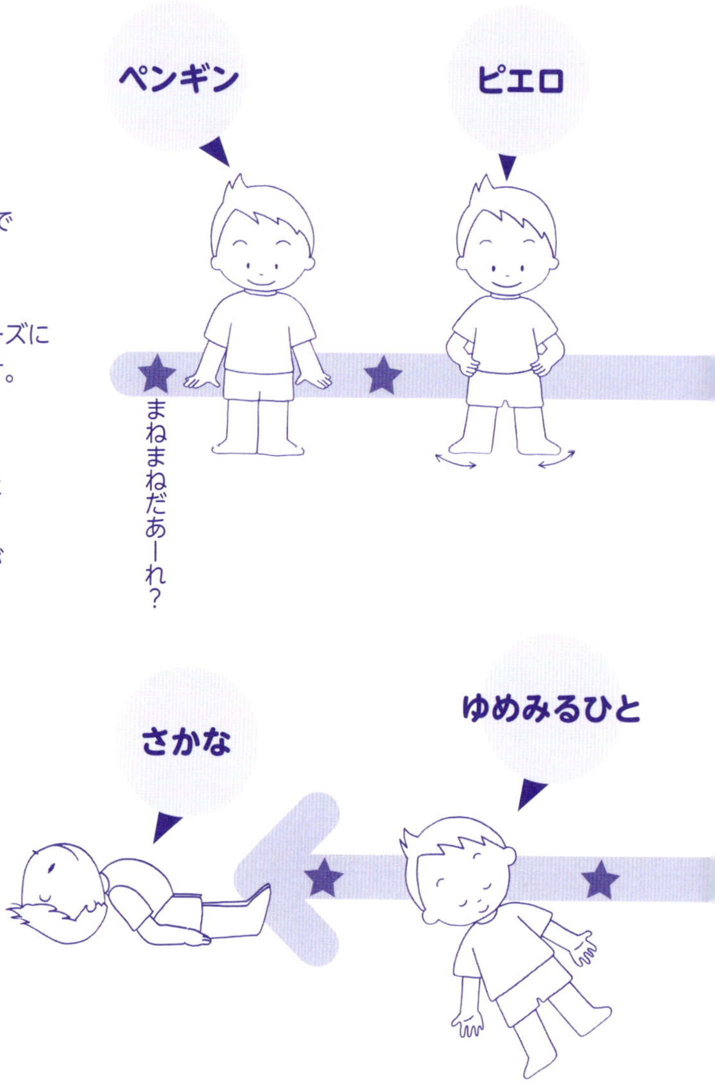

★印のところで「まねまねだあーれ？」と一息で言ったあと、次の名前を言いながらポーズをとりましょう。からだの動きと吐く呼吸とが連動し、効果が高まります。ポーズをつなぐこまかな動きは38～50ページを参照ください。

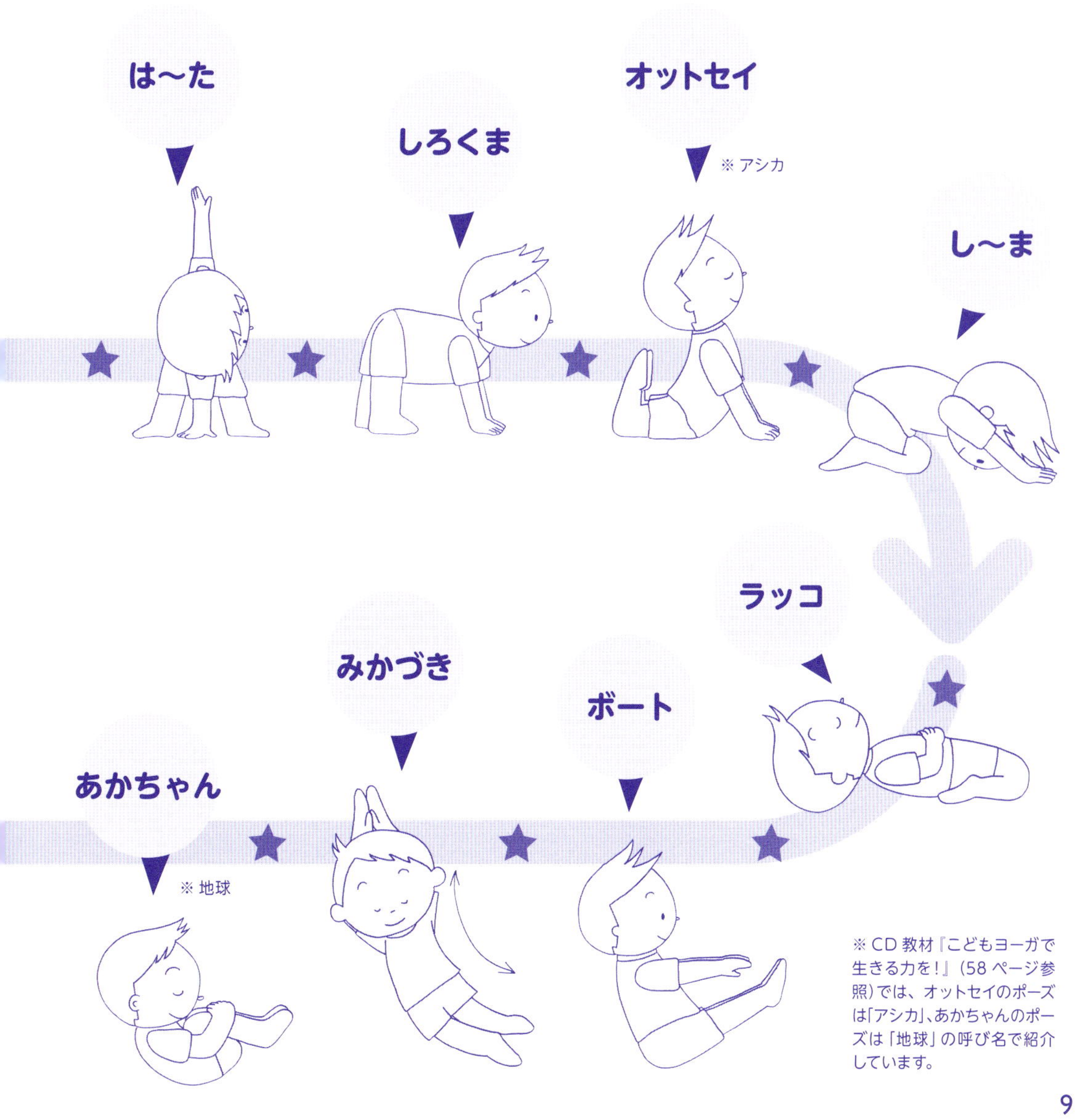

※ CD 教材『こどもヨーガで生きる力を！』（58 ページ参照）では、オットセイのポーズは「アシカ」、あかちゃんのポーズは「地球」の呼び名で紹介しています。

さぁ、はじめましょう

絵本の使い方

❶おやすみの用意ができたら、部屋を薄暗く（電気スタンド程度の明るさに）してください。

★子どもの息づかいを感じられる距離で、ゆったりとした雰囲気のなかではじめましょう。

❷絵本の右ページの男の子の絵を見せながら、お子さんと一緒に「まねまねだあーれ？」と、問いかけましょう。

★子どもが絵を見てイメージをふくらませるよう、ゆっくりとすすめてください。

❸ページをめくり、答えの名前を声に出しながら、絵をまねてポーズをとってみましょう。

★子どもがそのポーズになりきっていれば充分です。子どもは自分のイメージで新しいポーズをつくりだすこともあります。創作意欲をしっかりとほめてあげましょう。

★動きに慣れてきたら、ポーズをとってからだに生まれる感覚を楽しむ「間《ま》」を大切にしましょう。

❹「夢見る人のポーズ」で仰向きになったら、やさしく言葉をかけながら眠りに誘います。

★子どもと手をつないで仰向けになるなど、ふれあいを大切に。おとなのゆっくりとした息づかいを感じると、子どもの情緒は安定します。

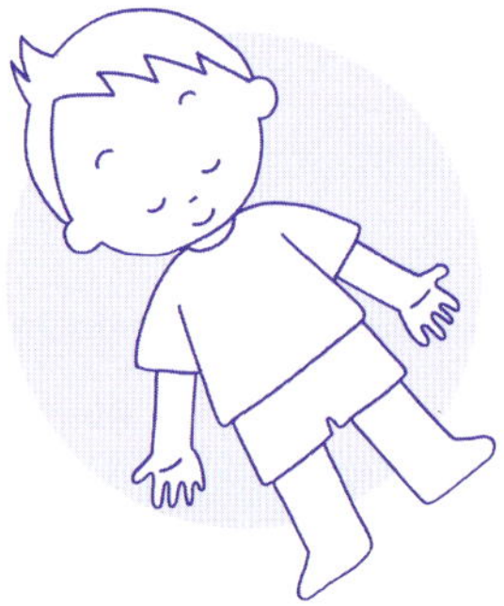

❺それでも眠りにつけないときは、つづけて「さかなのポーズ」にすすみましょう。

★首をつかうので、慎重に！

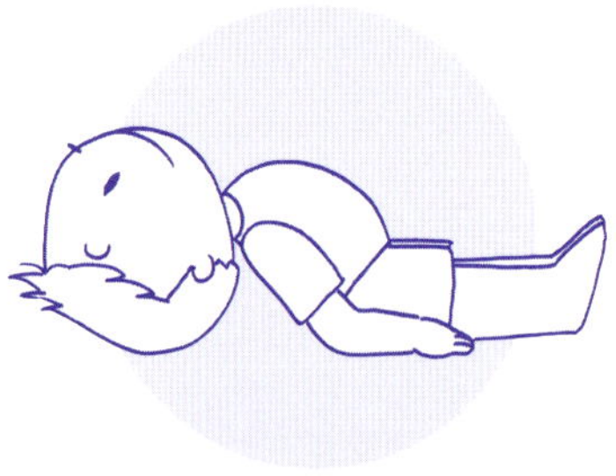

言葉のかけ方で、
子どもの動きが変わります

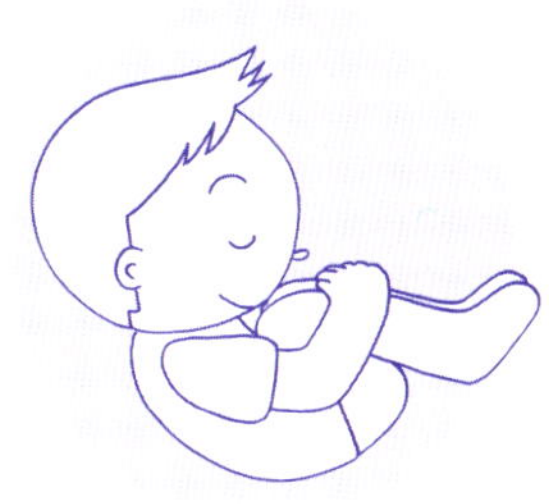

ヨーガが子どもにとって
「楽しく気持ちよいもの」になることが、
キレイな姿勢づくりへの近道です。
お子さんが主体性をもって楽しめるよう、
しっかりほめて感動を伝えましょう。

子どもはポーズができると得意になって、
ほかの人にも見せたがります。
そんなときは、どんな仕上がりであっても、
「○○ちゃんらしく素敵にできたね」、
「しっかりやったね」、「ユニークにできたね」
というように、
結果ではなくプロセス（取り組みへの意欲）を
認める言葉でしっかりとほめましょう。

ポーズの善し悪しを他の人とくらべて、
「○○ちゃんのほうが上手ね」などの言葉は
かけないように注意しましょう。

ヨーガの目的は、
ポーズを完成させることではありません。
「だめね、できていないじゃない」、
「ちがう、おかしいわよ」という
否定の言葉はもちろん禁句。
その子がその子らしく、
満足しながらヨーガを楽しむことが
いちばん大切です。

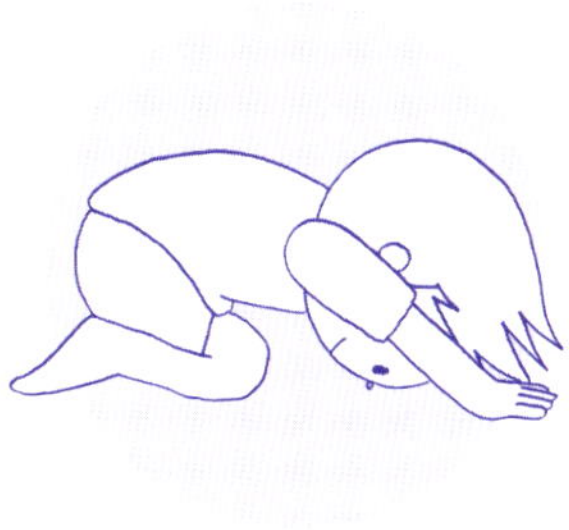

※ ぬり絵としても楽しんでいただけます。
英語をはじめ７か国語で記しています。

わらべうたのメロディで ヨーガを楽しみましょう

「まねまねヨーガ」の12のポーズが
ひととおり身についたら
たまにはすこし気分を変えて
歌いながらヨーガを楽しみましょう。
しぜんな呼吸でくちずさむ
わらべうたのリズムは、
ヨーガの息づかいとぴったりあいます。

♪ まねまねだあれ　（アレンジ／伊藤華野）

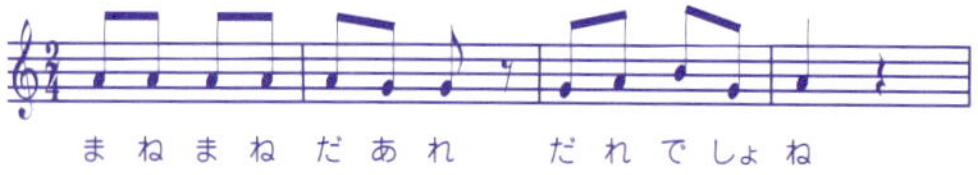

ま ね ま ね だ あ れ　だ れ で しょ ね

♬ だいじょうぶ（子守りうた）　（アレンジ／伊藤華野）

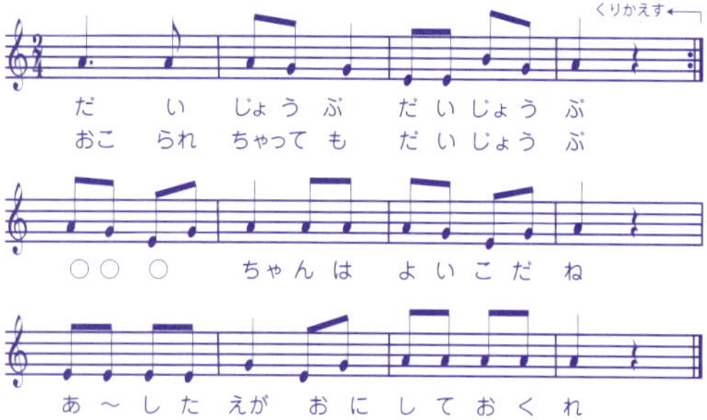

くりかえす
だ い じょ う ぶ　だ い じょ う ぶ
おこ られ ちゃって も　だ い じょ う ぶ
○○ ○ ちゃ ん は　よ い こ だ ね
あ ～ し た えが お に し て お く れ

- 「おこられちゃっても」の部分は、「なきべそかいても」や「ころんじゃっても」など、その日の出来ごとに関連づけて、お子さんをやさしく勇気づけてあげましょう
- お子さんの名前をいれて歌ってね

♪まねまねだあれ　だれでしょね
　★かかとをひろげて　手は横に　ぺ～ンギン

♪両手を腰に　だれでしょね
　★ぴこ ぴこ ぴこ　ピ・エ・ロ

♪両手をひろげて　だれでしょね
　★片手を下に　は～た

♪両手をついて　だれでしょね
　★前を見よう　し～ろくま

♪両あしうしろに　だれでしょね
　★のど伸ばそ　オットセイ～

♪おしりをうしろに　だれでしょね
　★手を伸ばそ　し～ま

♪両あしくずして　だれでしょね
　★からだをうしろに　ラッコちゃん

♪両あし伸ばして　だれでしょね
　★手も伸ばそう　ボート

♪からだをうしろに　だれでしょね
　★わき　伸ばそ　みかづき

♪両ひざかかえて　だれでしょね
　★小さくね　おなかの中のあかちゃんよ

♪両手と両あし　伸ばしましょ
　★夢見のポーズです

（お子さんがうとうとしてきたら……）

♬ だいじょうぶ　だいじょうぶ
おこられちゃってもだいじょうぶ

♬ だいじょうぶ　だいじょうぶ
○○○ちゃんはよいこだね

♬ あ～した　笑顔にしておくれ

♥ お母さんは、お子さんのからだを左右均等に、手のひらでやさしくとんとんしてあげましょう

（どうしても眠れないときは……）

♪まねまねだあれ　だれでしょね
　★お水に ぴちゃぴちゃ いいきもち　さ～か～な

★は、自由なリズムで歌ってね

まねまねだあーれ？

What am I ?

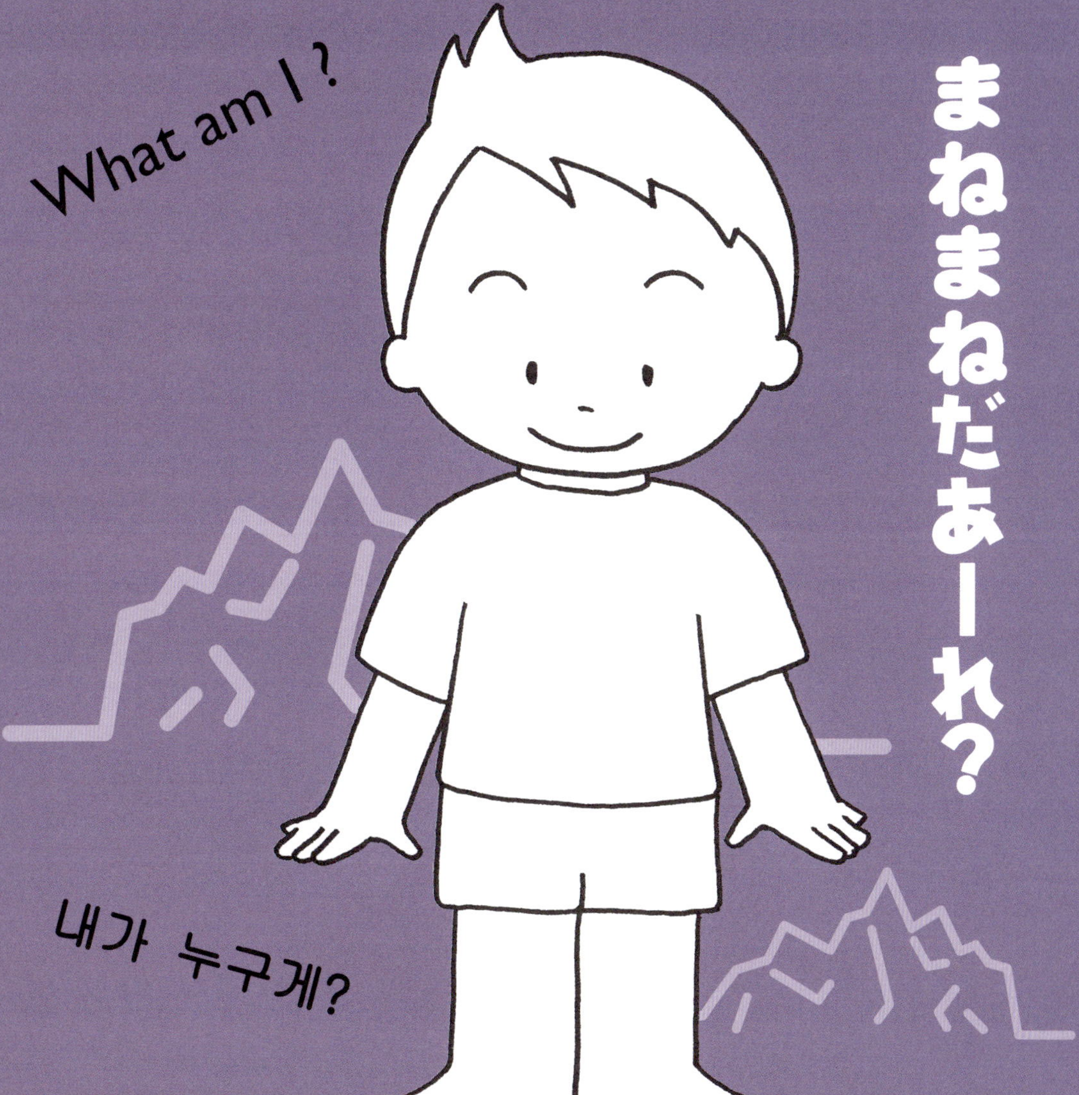

내가 누구게?

※ 英語、中国語、韓国語、フランス語、スペイン語、ドイツ語、ヘブライ語で表記しています。

ペンギン

a penguin

der Pinguin

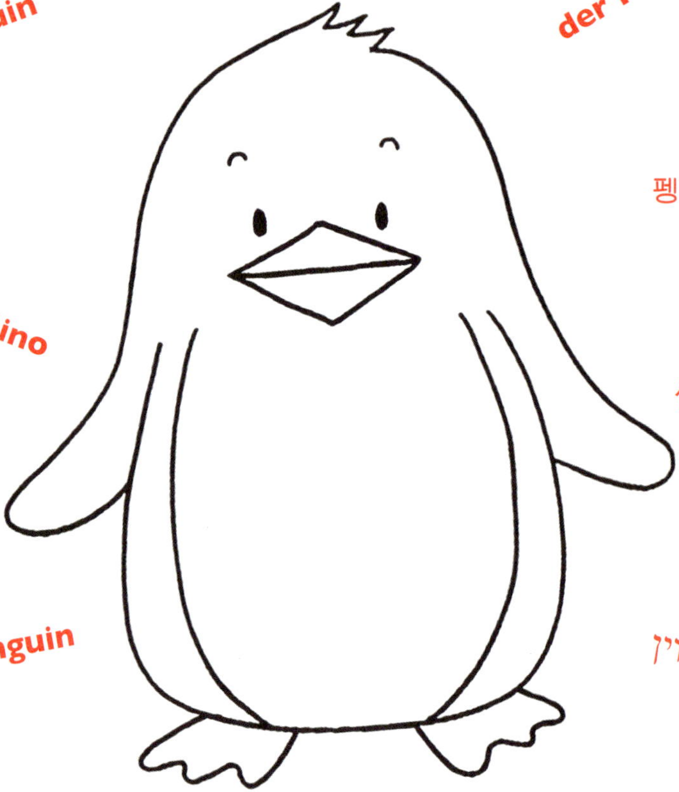

펭귄

el pingüino

企鹅

un penguin

פינגווין

わたしはペンギンちゃん　冷たい氷の上でも　にこ にこ　ペタペタ

病気につよいからだになるよ（免疫力）

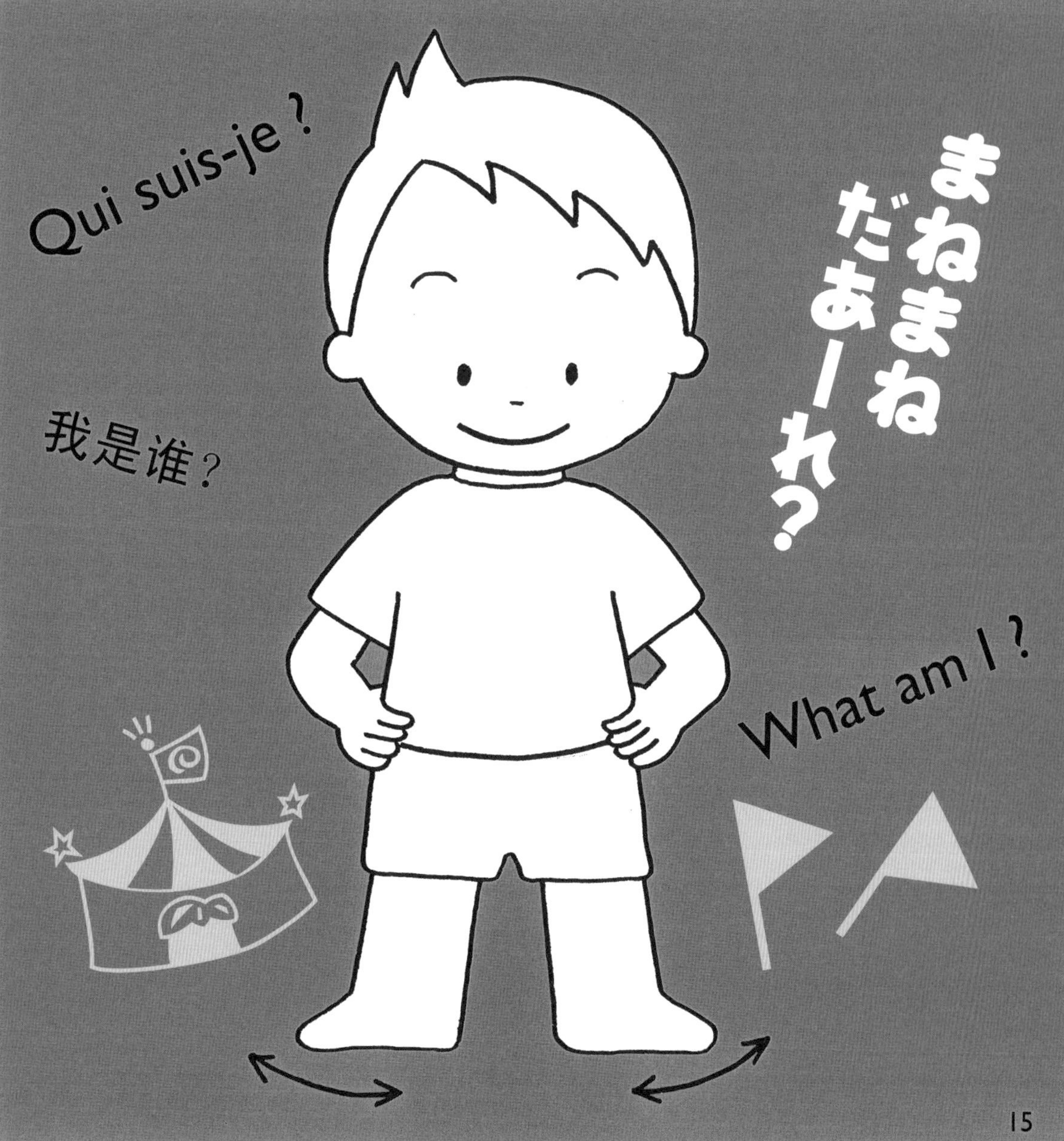
Qui suis-je ?
まねまねだあーれ？
我是谁？
What am I ?

ピエロ

pierrot

der Pierrot

pierrot

피에로

el payaso

小丑

ピエロの足は　ぴこ　ぴこ　ぴこ

お出かけへっちゃらなからだになるよ（適応力）

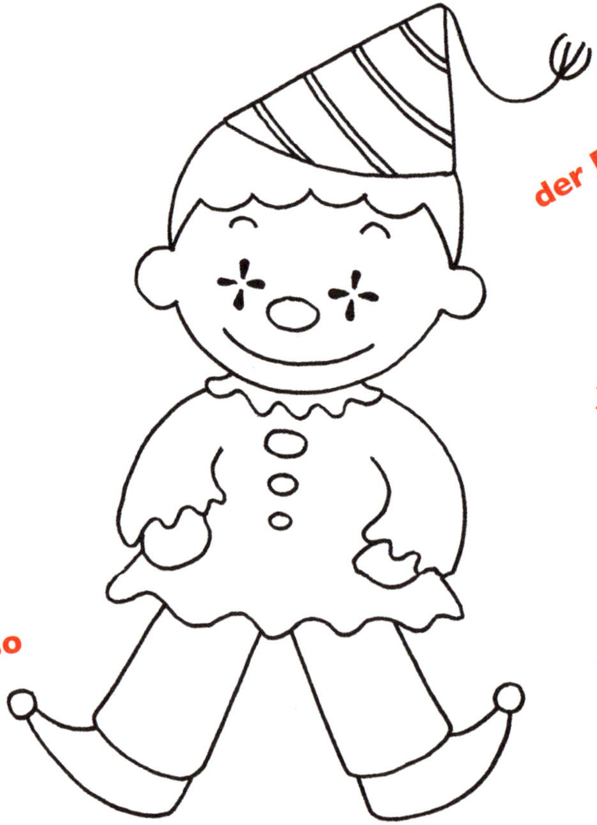

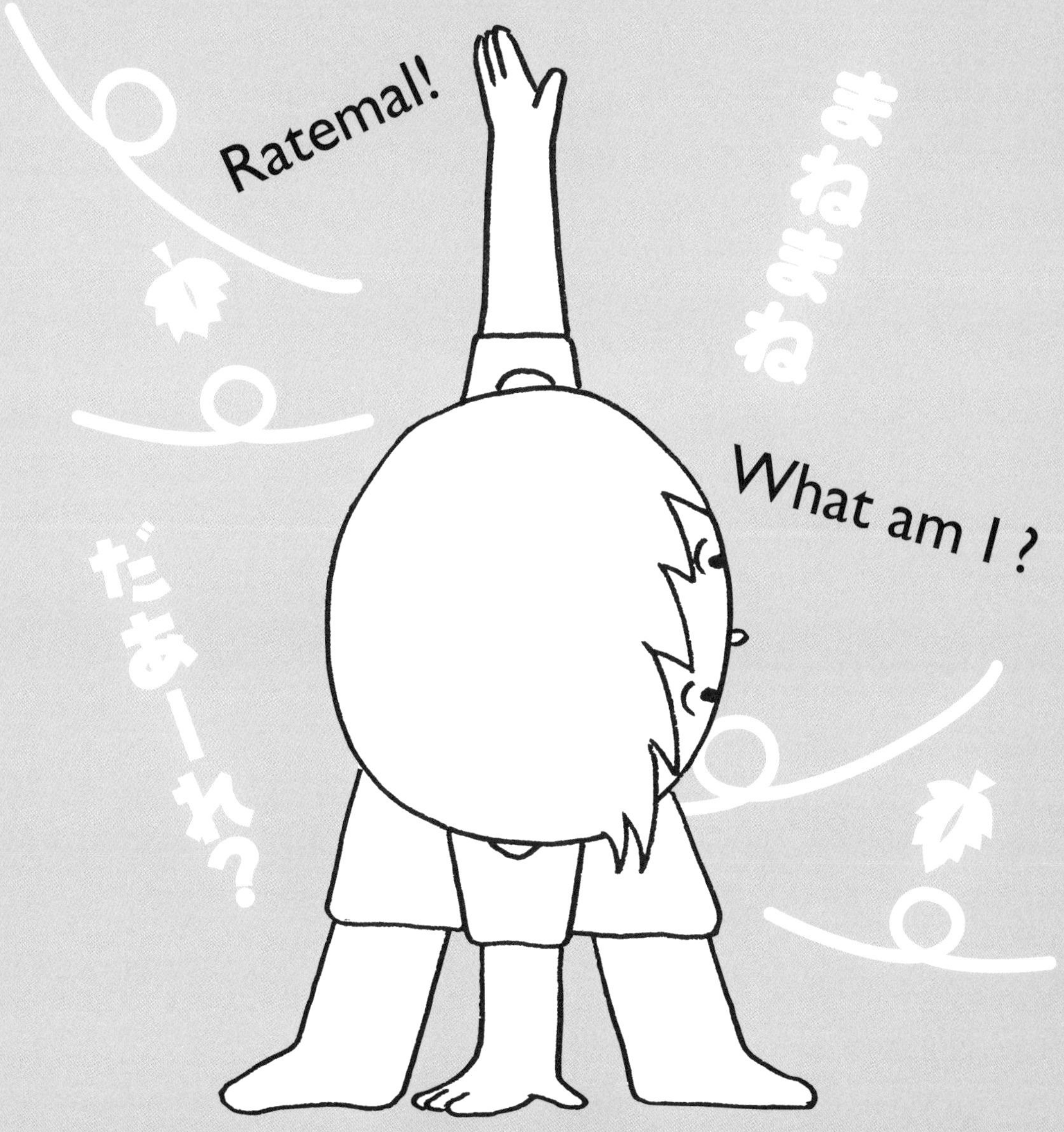
Ratemal!
まねまね
What am I ?
だあーれ？

はた

a flag

die Fahne

un drapeau

깃발

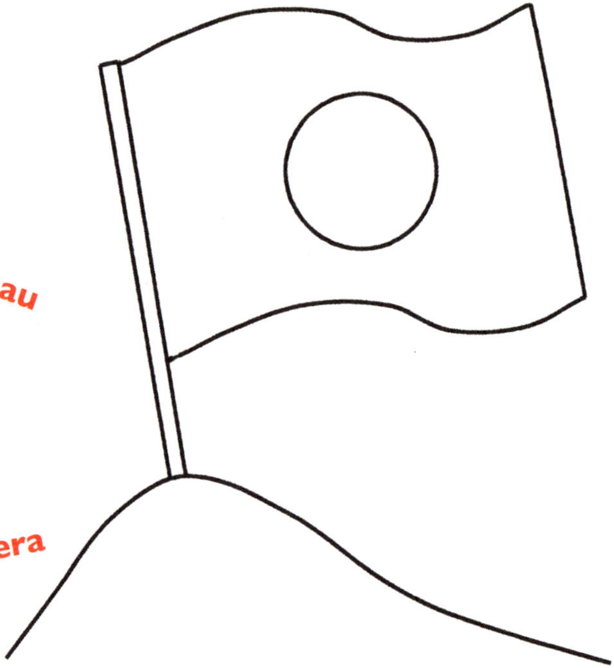

旗帜

la bandera

דגל

わたしは旗なの　ほ〜らみて、ぱ〜た ぱた

よい目をもったからだになるよ（視力）

まねまねだあーれ？

内가 누구게?

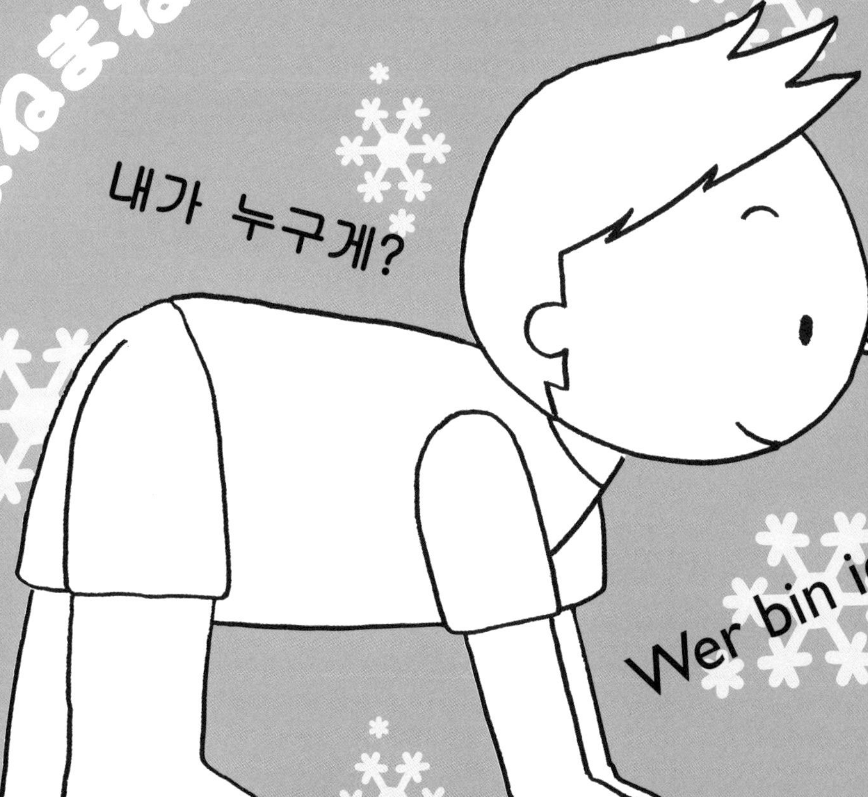

Wer bin ich ?

What am I ?

しろくま

a white bear

der Eisbär

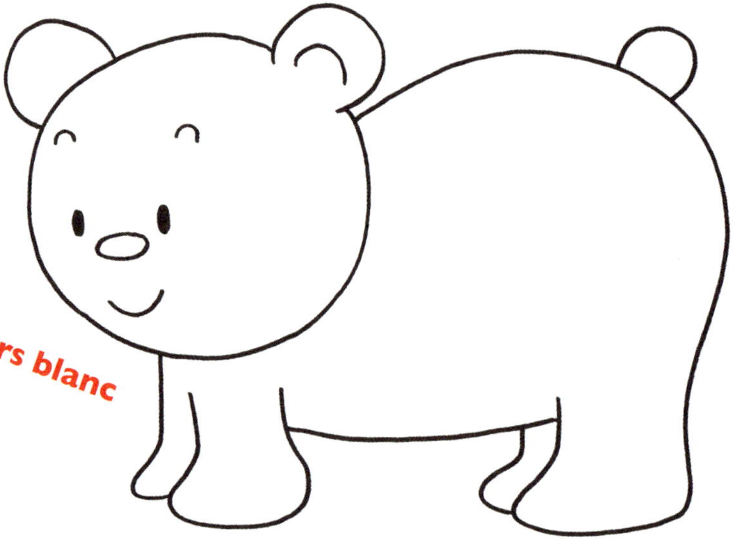

백곰

un ours blanc

北极熊

el oso polar

דוב לבן

ぼくはしろくま　ゆっくり歩くよ　のっし のし

てきぱきうごけるからだになるよ（反射神経）

¡Adivinen!¿quién soy？

まねまねだあーれ？

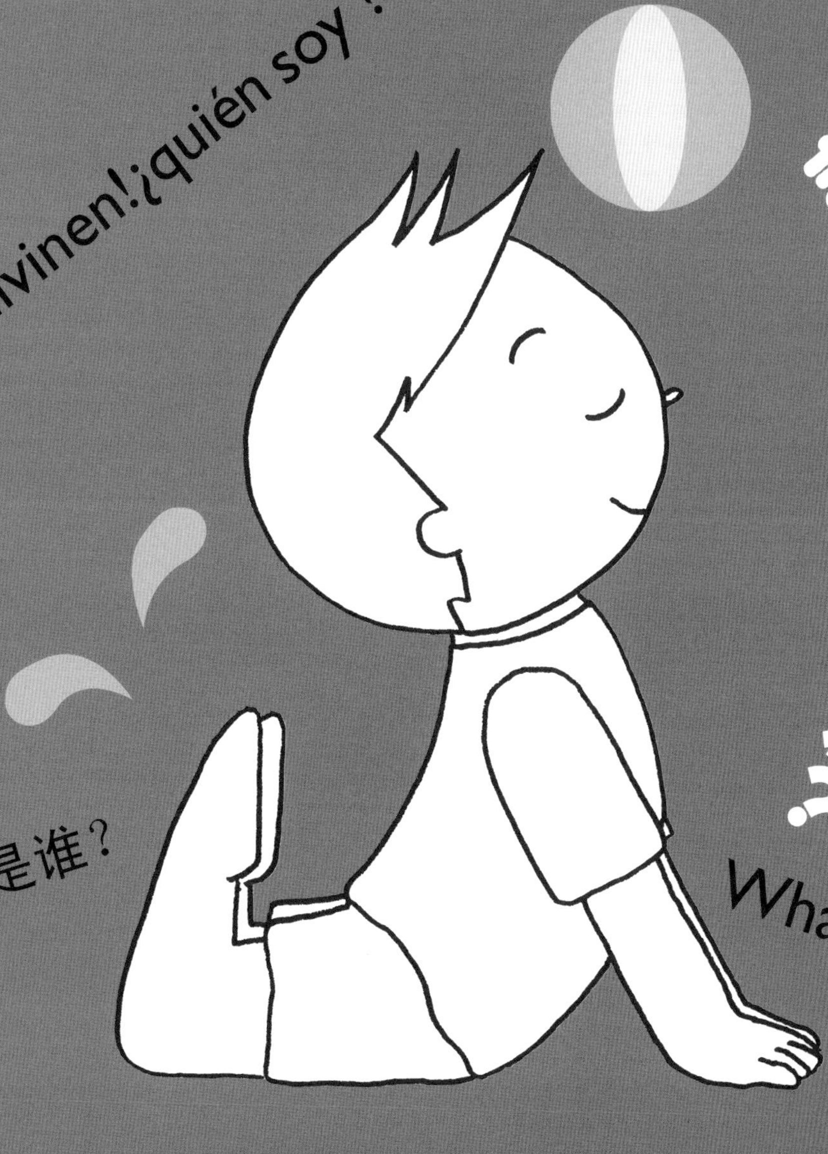

我是谁？

What am I？

オットセイ

a fur seal

der Seebär

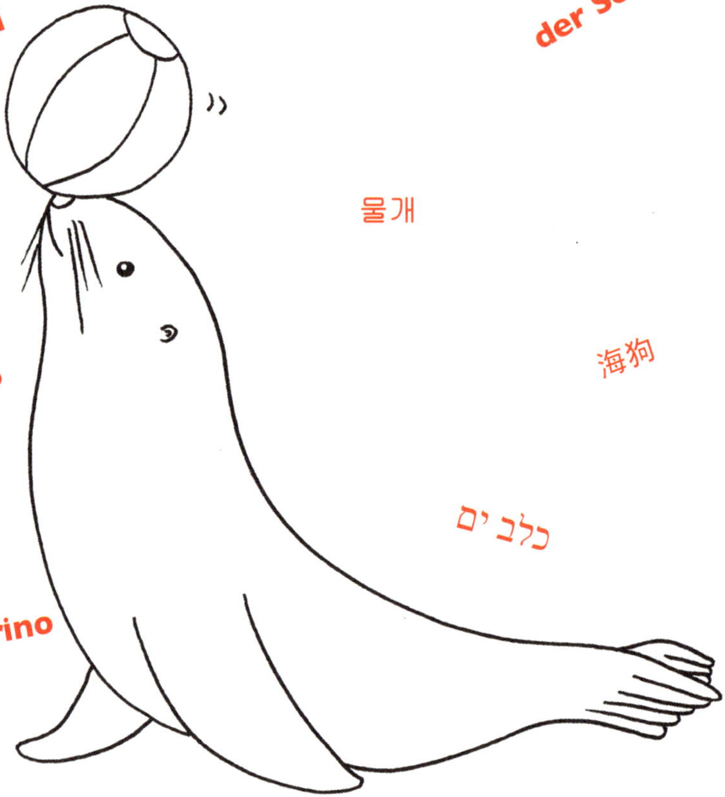

물개

une otarie

海狗

כלב ים

el oso marino

わたしはオットセイ　ほら　こんなこともできるよ　く～んくん

イメージゆたかなこころになるよ（想像力）

＊CD教材「こどもヨーガで生きる力を！」では、「アシカのポーズ」として紹介しています。

まねまねだあーれ？

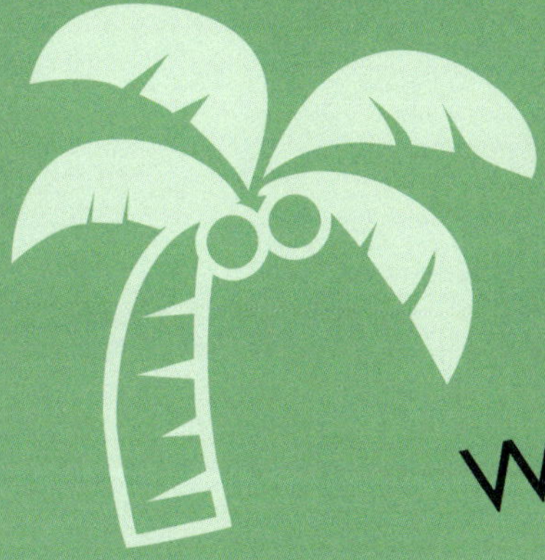

מי אני?

Qui suis-je ?

What am I ?

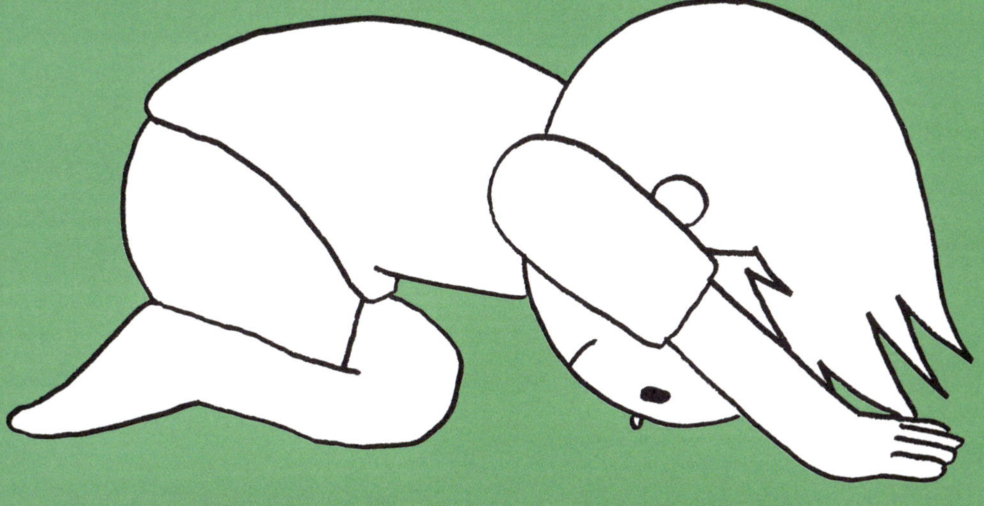

しま

an island

die Insel

une île

la isla

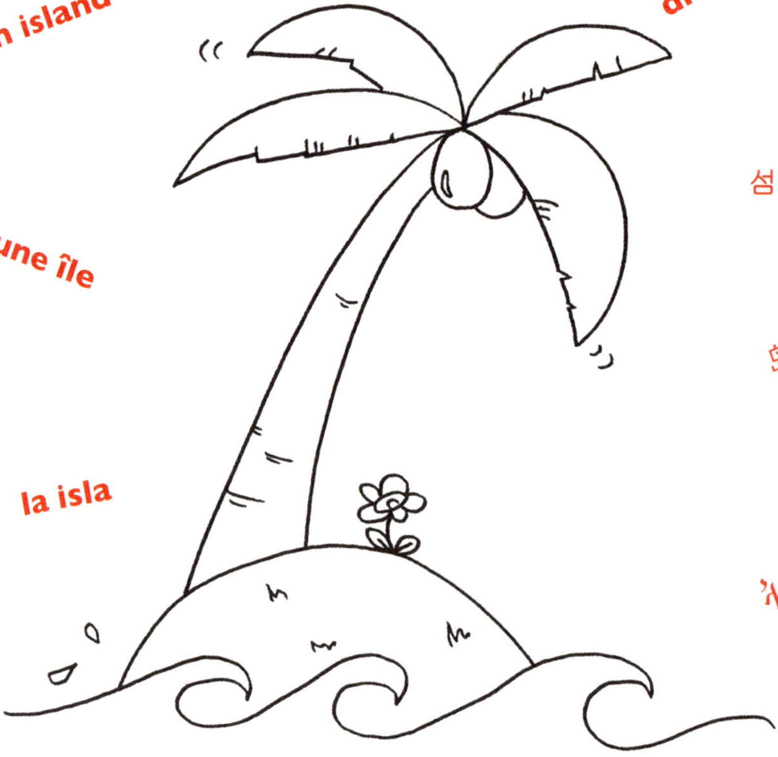

섬

岛

אי

ぼくは小さな島なんだ　海に浮かんで　ぷっか　ぷか

やる気いっぱいのこころになるよ（意志力）

まねまね
だあーれ？

What am I ?

Ratemal!

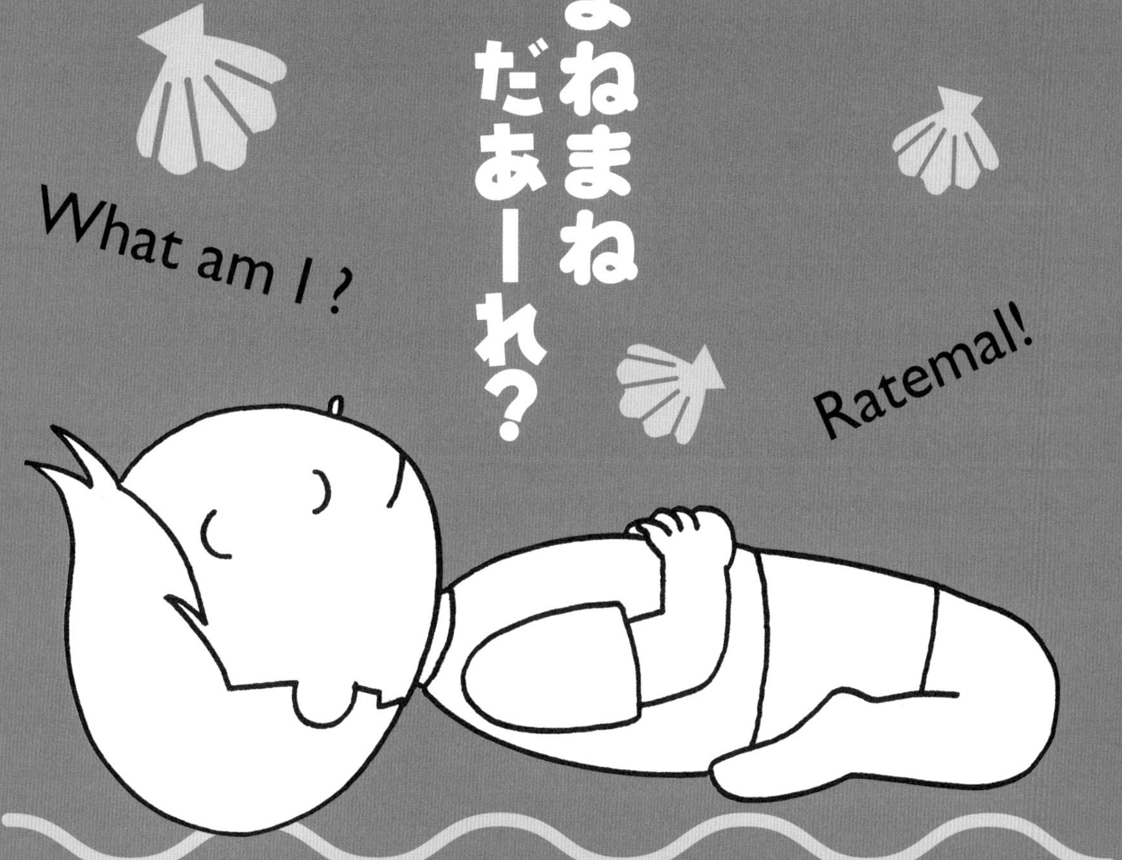

¡Adivinen!¿quién soy ?

ラッコ

der Seeotter

a sea otter

수달

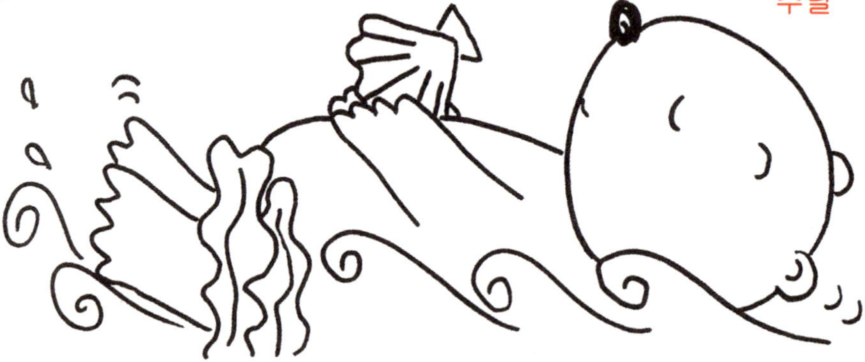

une loutre

海獺

la nutria marina

わたしは食いしん坊ラッコ　おいしい貝を　こん こん こん

出来ごとがよくわかるこころになるよ（理解力）

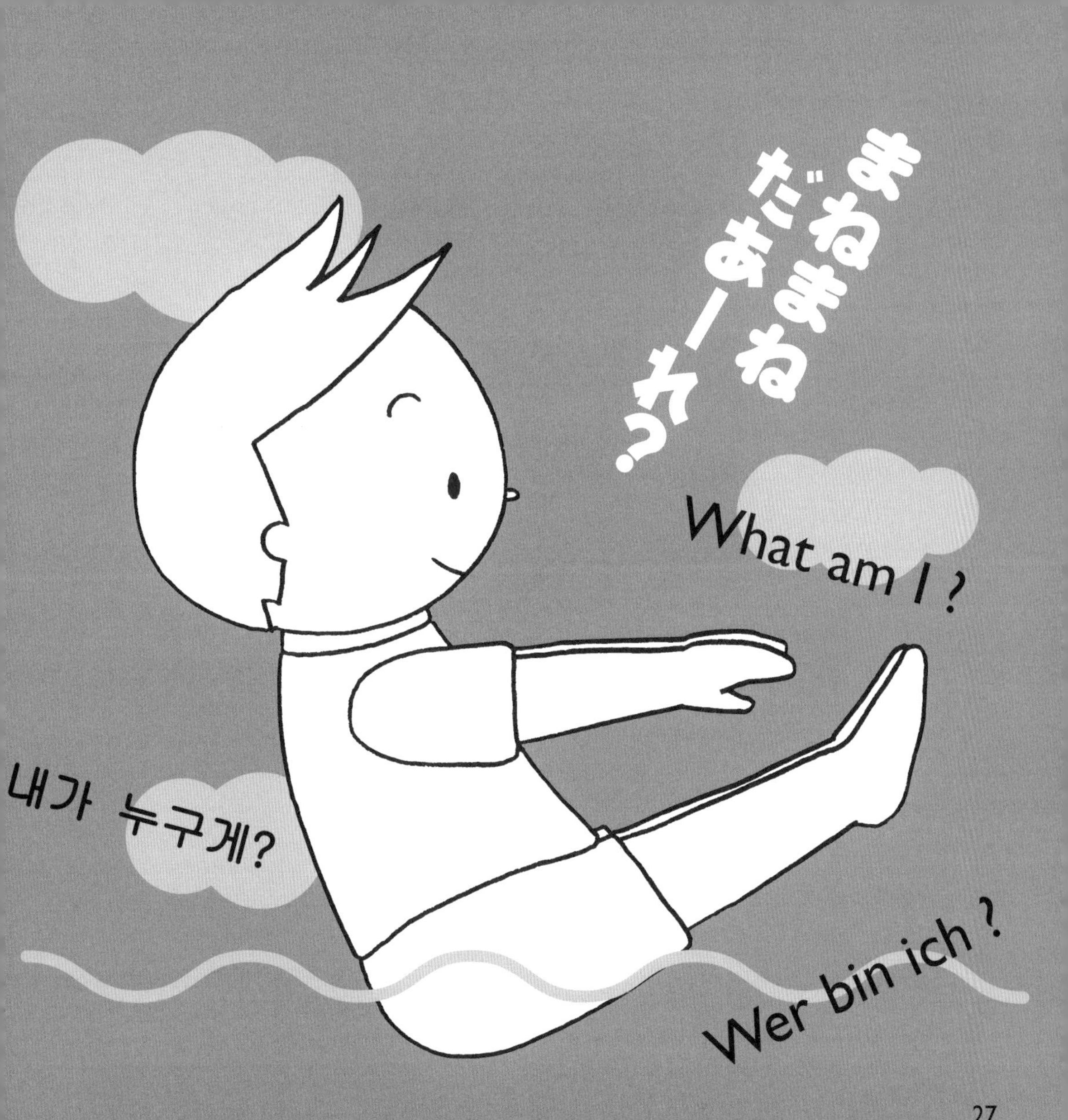
まねまね
だあーれ?
What am I ?
내가 누구게?
Wer bin ich ?

ボート

a boat

das Boot

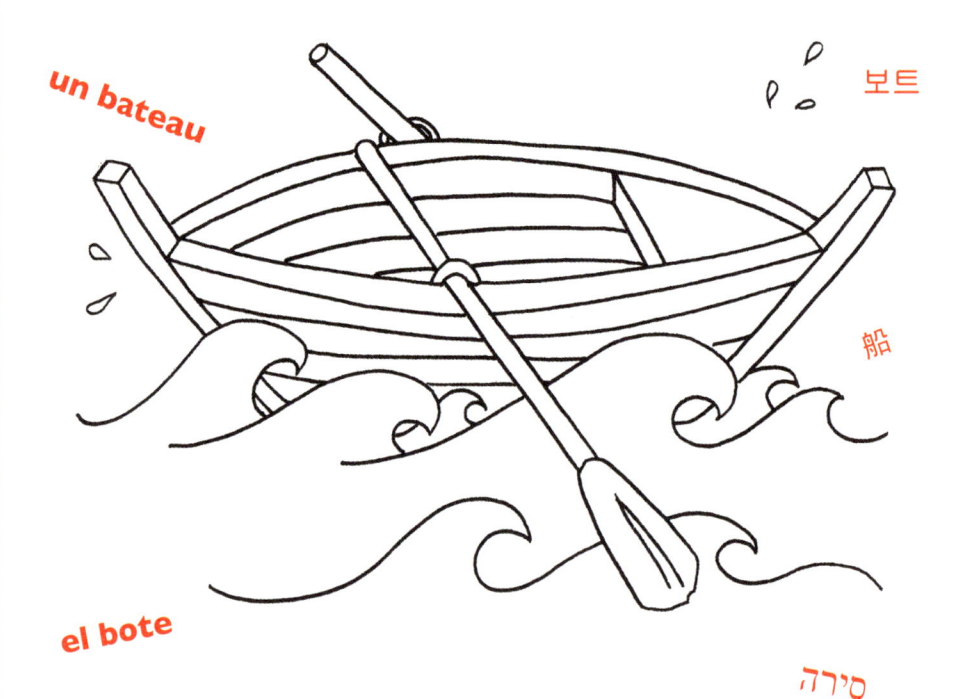

un bateau

보트

船

el bote

סירה

ぼくはボート　旅に出ようよ　ギッコ ギコ

背が伸びて りっぱなからだになれるよ（成長力）

מי אני?

What am I ?

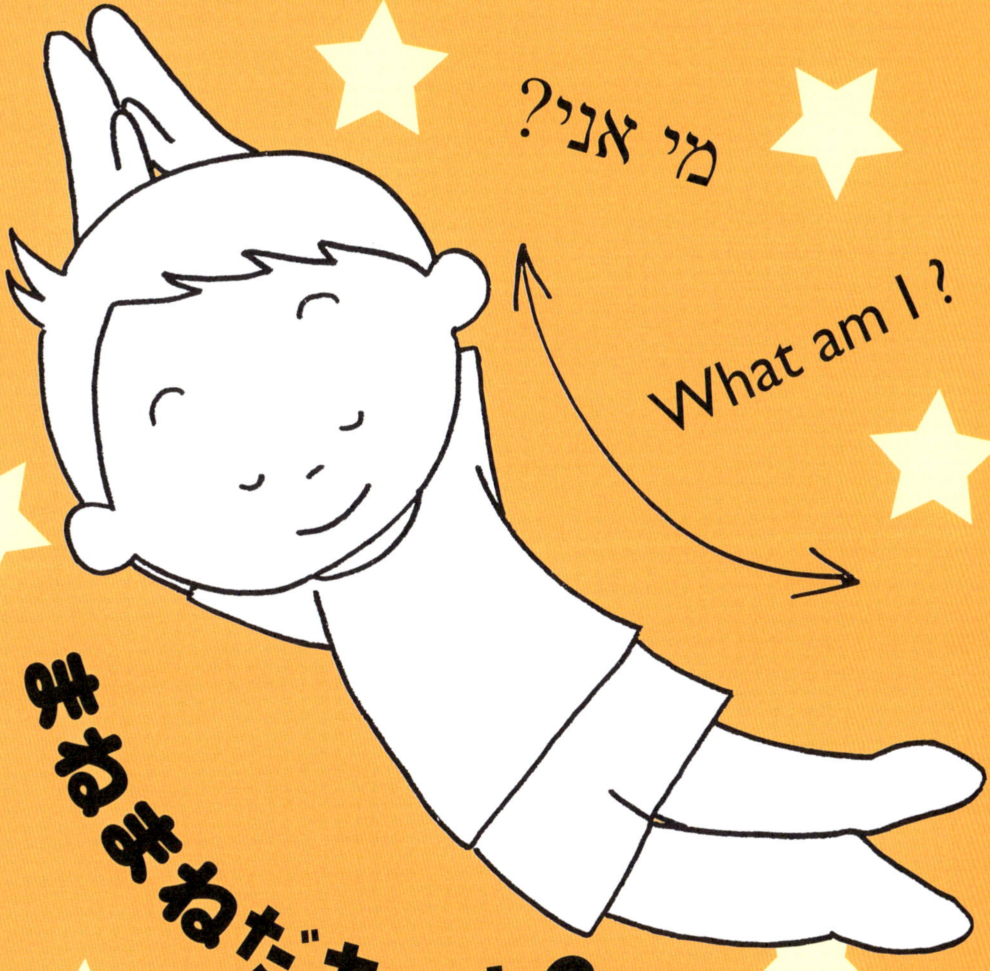

まねまねだあーれ？

みかづき

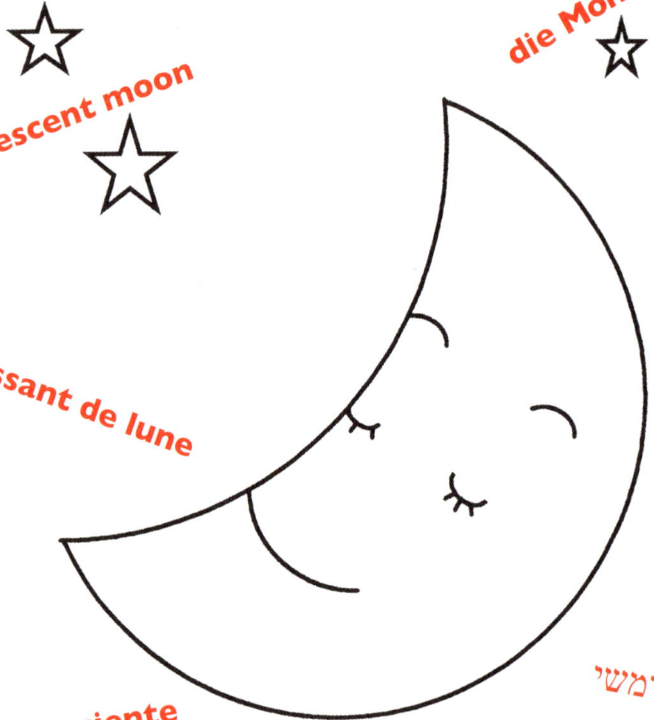
die Mondsichel
the crescent moon
초승달
un croissant de lune
新月
ירח חרמשי
la luna creciente

わたしは夜空の三日月よ　あっちにむ～ん　こっちにむ～ん

寒さや暑さに負けないからだになるよ（血液循環）

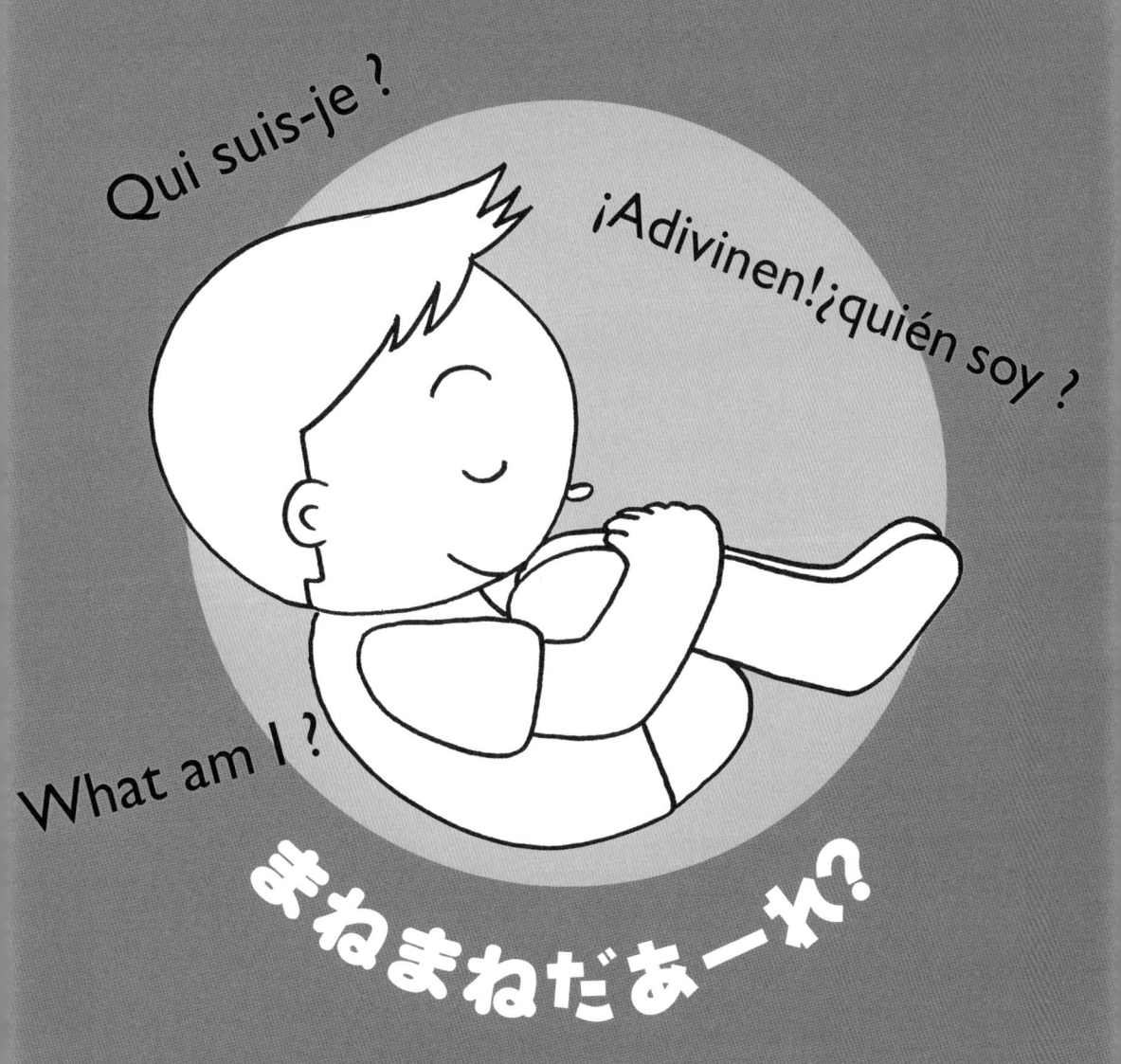

Qui suis-je ?

¡Adivinen!¿quién soy ?

What am I ?

まねまねだあーれ?

あかちゃん

a baby

das Baby

아기

un bébé

婴儿

el bebé

תינוק

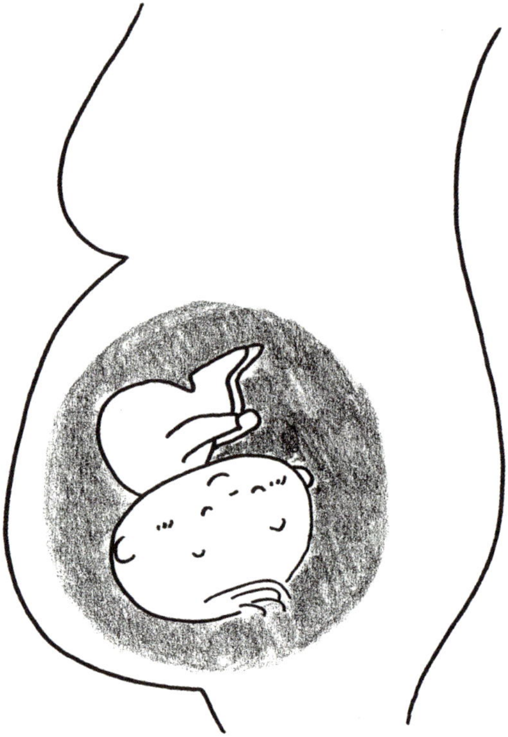

わたしね　お母さんのおなかにいたの　む〜にゃむにゃ

＊CD教材「こどもヨーガで生きる力を！」では、「地球のポーズ」として紹介しています。

「だいじょうぶ」っていうこころをもてるよ（統制力）

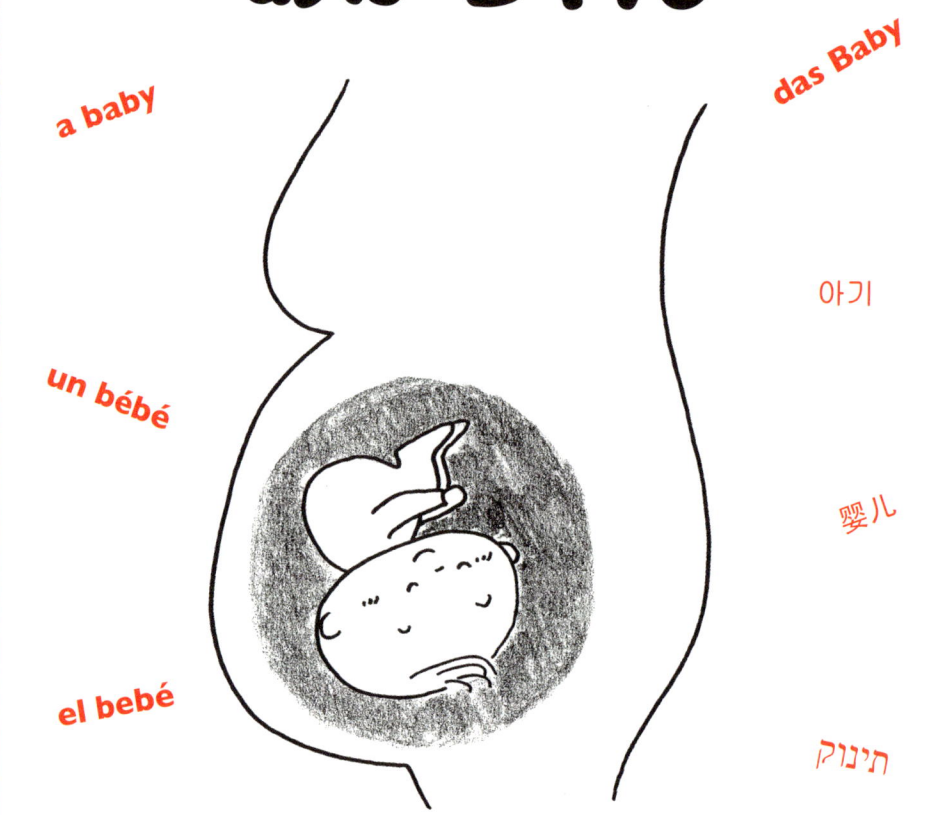

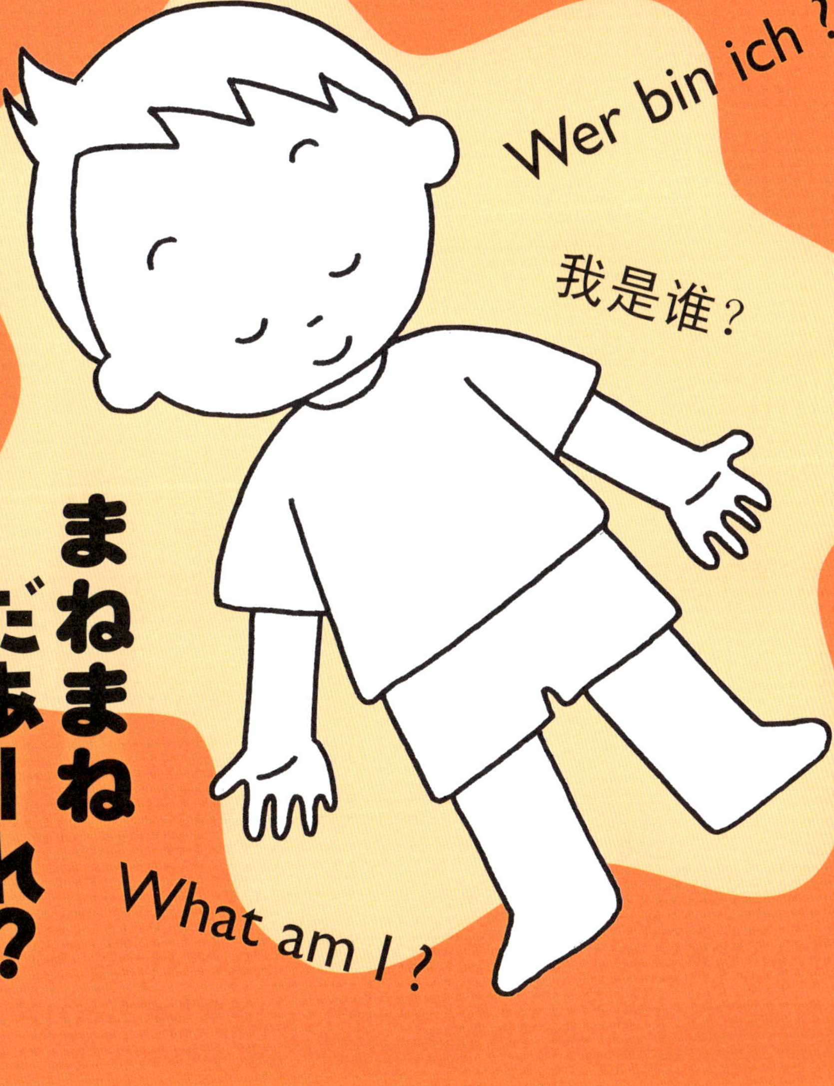

まねまね だあーれ？

Wer bin ich ?

我是谁？

What am I ?

ゆめみるひと

a dreamer

der Träumer

un rêveur

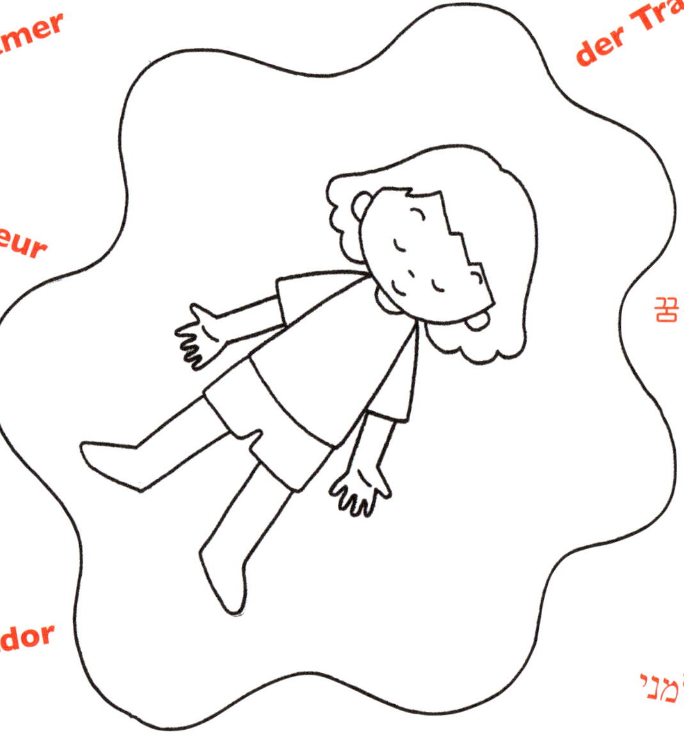

꿈꾸는 사람

幻想家

le soñador

חולמני

わたしは夢見る人　夢の中では ぽ～わぽわ　おやすみなさ～い

やさしくてあたたかいこころをもてるよ（弛緩力）

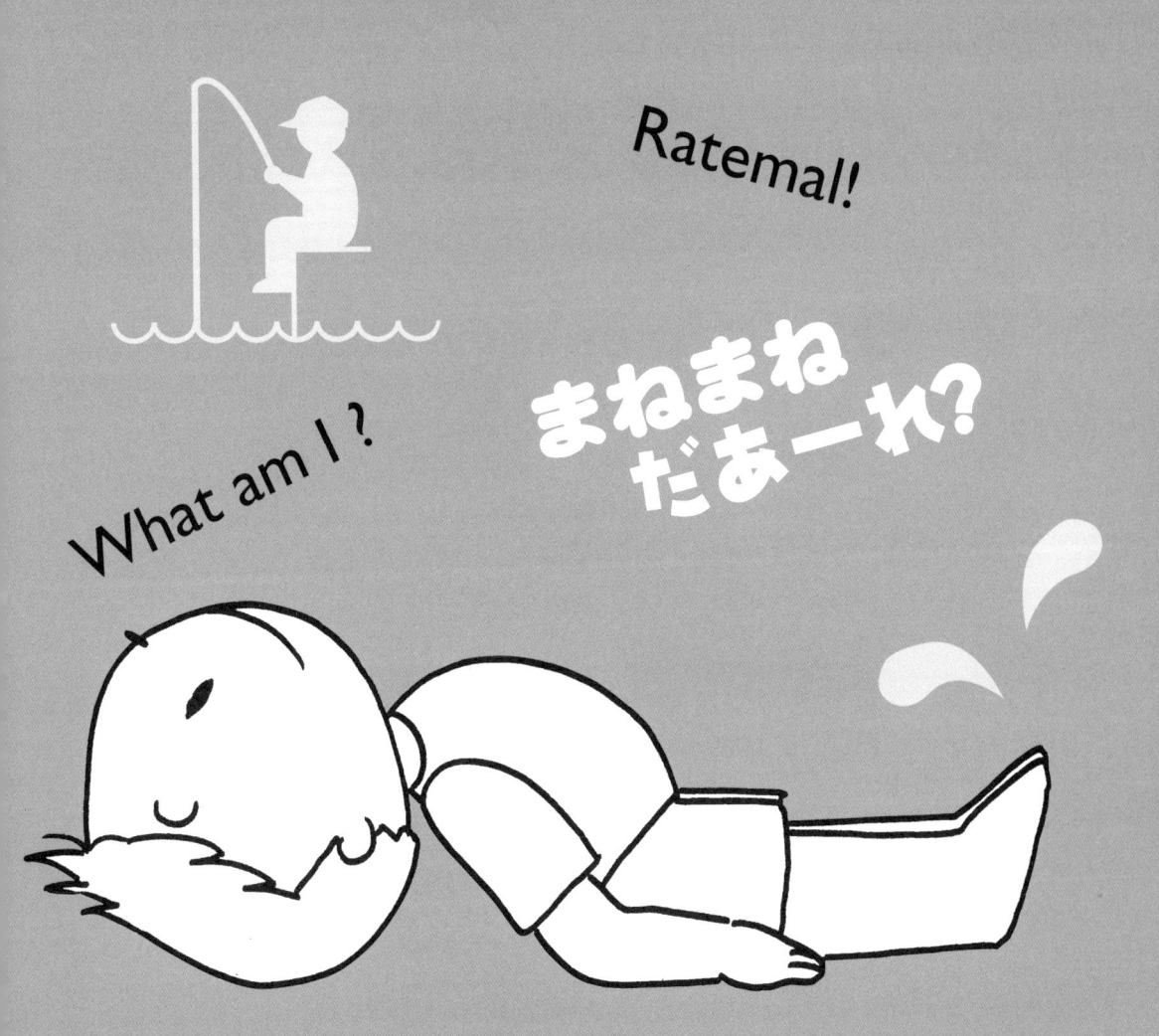

Ratemal!

まねまね
だあーれ?

What am I?

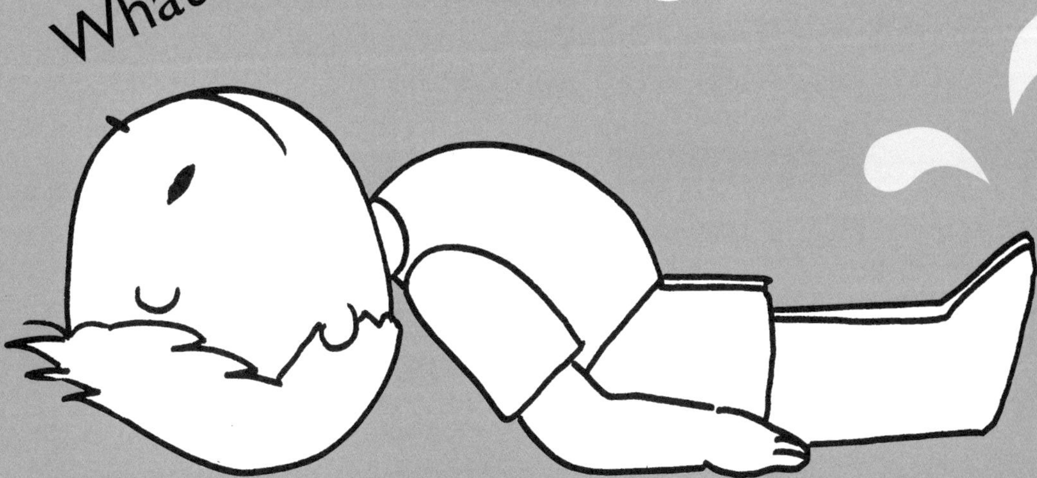

さかな

a fish

der Fisch

un poisson

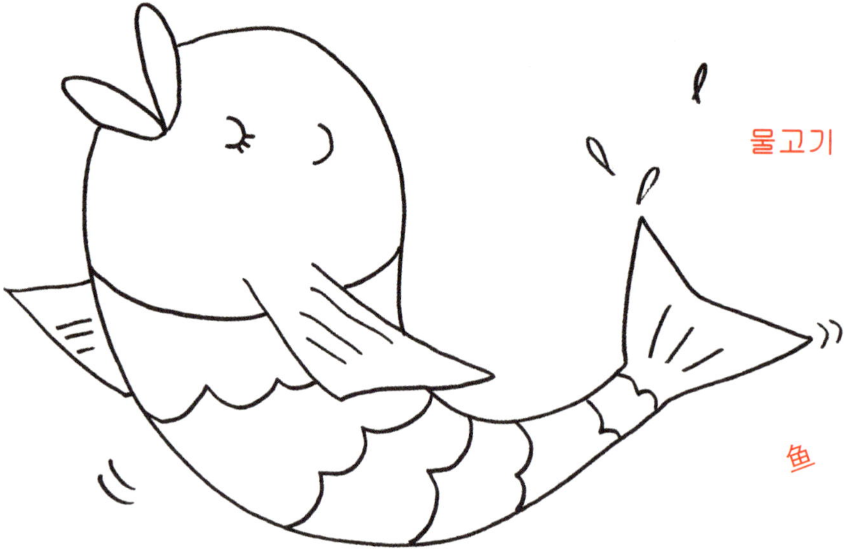

물고기

鱼

el pez

דג

わたしはお魚　お水に ぴちゃぴちゃ きもちいい

きょうのヨーガは
「ど～んな感《かん》じがしたのかな？」

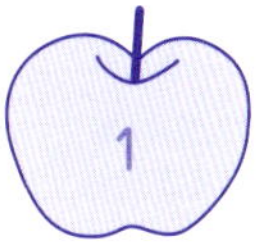

ヨーガを楽しんだ日に、えんぴつで○をつけて
毎日 毎日 つづけると、どんな感じがするのかな？

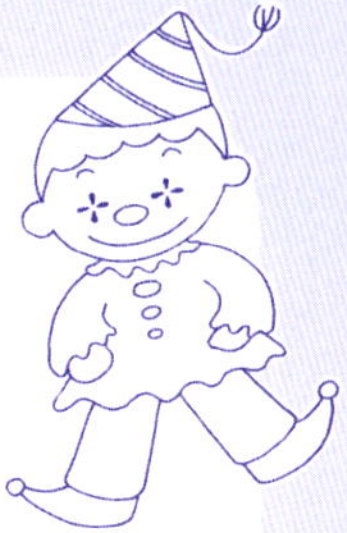

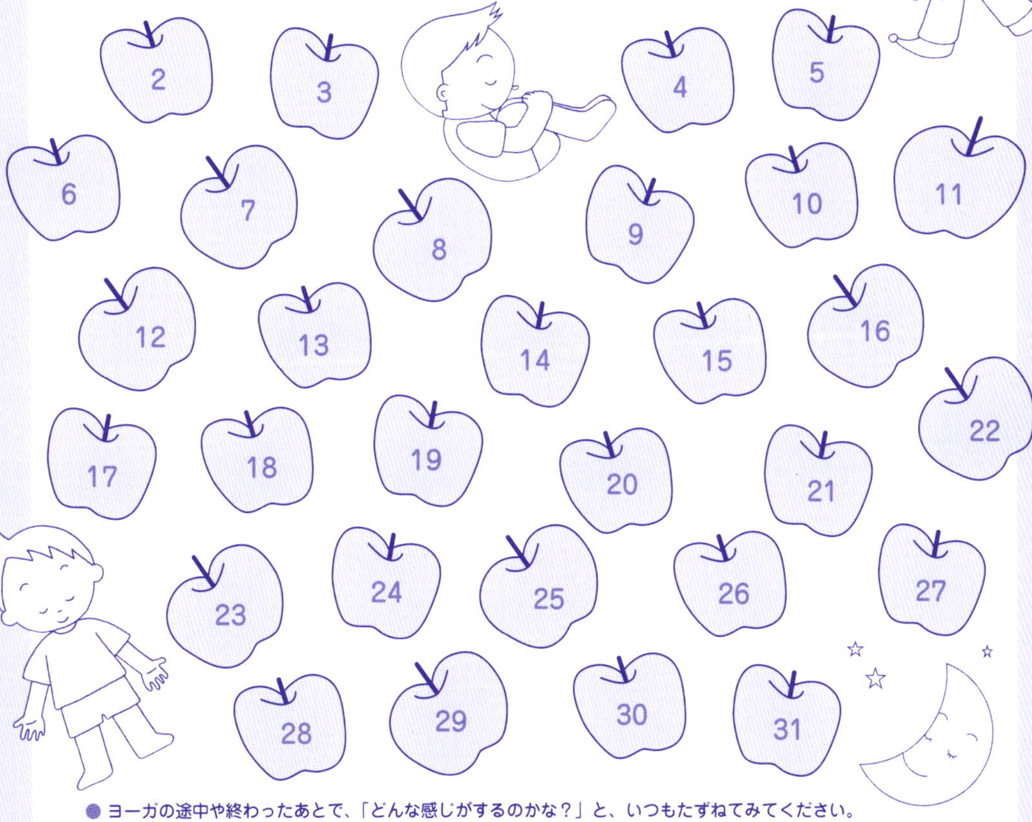

● ヨーガの途中や終わったあとで、「どんな感じがするのかな？」と、いつもたずねてみてください。
言葉を求める必要はありません。子どもが感じようとするだけでよいのです。
感想を言ってくれたときは、「そうなのね」、「よかったね」、「ステキだね！」と、喜びの言葉でかえしてください。

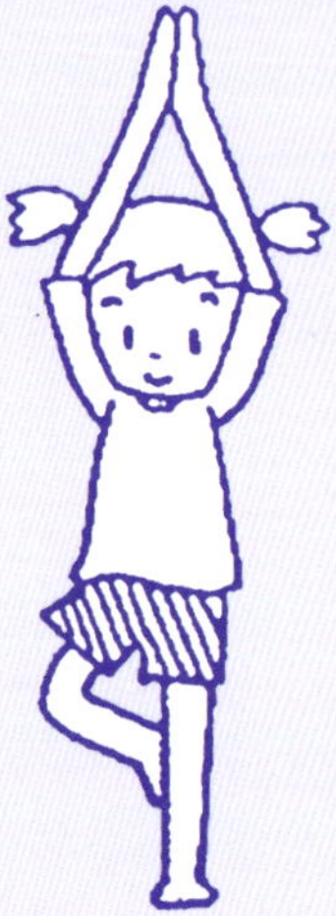

ポーズのつくり方と効果

各ポーズの身体的・心理的な効果、
細かな動きや呼吸のポイント★、
言葉がけのタイミング◎などを解説しています。
事前によくお読みいただき、お子さんといっしょに
「まねまねヨーガ」にチャレンジしてみませんか。
効果に注目してポーズを選んで
あそんでいただくこともできます。

子どもの反応や動きを見ながら誘導しましょう。

子どもはこころとからだが未分化で、情緒を豊かに表現します。おとなのヨーガは「静かにゆっくり、意識と息をからだの動きに合わせて、緊張と弛緩のメリハリを大切に」が原則ですが、子どもに「静かにゆっくり」をはじめから強いると、こころやからだに抑圧や緊張を与えてしまいます。しっかりとからだを動かせば、しぜんにこころは穏やかになります。お子さんの反応をよく見ながら、次の点をこころがけて誘導しましょう。

- ●のびのびと動きましょう …………　呼吸と動作の一致
- ●想像してみましょう ………………　意識と動作の一致
- ●できあがったポーズで、しばらく待ちましょう ……………………………　体位の保持
- ●動いたあとは、おやすみしましょう ……………………　緊張と弛緩の調和

からだに痛みのはしるポーズや、不愉快に感じるポーズはしないでください。

子どもは不快なポーズを無意識に避けるので安心ですが、おとなは効果を求めて無理をする場合があります。体型が改善されるには長い年月がかかりますが、毎日の歯磨きのように「ヨーガでからだ磨き」を続けると、からだが少しずつ変化してきます。できるポーズを毎日続けて、３か月後にもういちど、できなかったポーズを試してみましょう。できるポーズが増えているはずです。

おとなはお子さんのモデルです。

お子さんは、おとうさん・おかあさんの体型を遺伝として受け継ぎ、しかも日々その背中を見て育つので、親子の姿勢は似る傾向にあります。親の姿勢がキレイになれば、お子さんの姿勢もしぜんに変わってきます。

ペンギンちゃんの足のポーズ

足の動きで、脚のさまざまな筋肉を発達させます。
バランス感覚も養います。

【正式名称】足の基本体操のアレンジ

【効果】免疫力アップ〈任脈経〉

- ●柔軟化………股関節、膝関節、足関節
- ●強化・調整…骨盤神経叢、血液循環、下肢筋肉、消化器系、泌尿器系
- ●治療・予防…消化不良、膀胱疾患、扁平足、O 脚、X 脚
- ●その他………体型のバランスがとれる、顎・脚のひきしめ

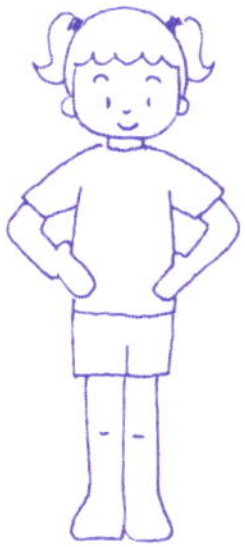

❶両足をそろえて立ちます。両手を腰にあてて、まずは深呼吸。

★子どもの肩の力を抜かせましょう。

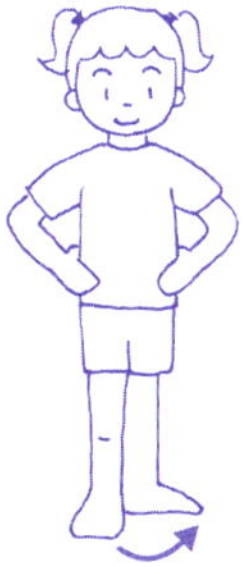

❷両足のかかとをくっつけたまま、左のつま先を開いてみましょう。

★足はそのままで顔と体は前を向いています。

◎ペンギンちゃんの片足が開きました。けれども、おへそは、まっすぐです。

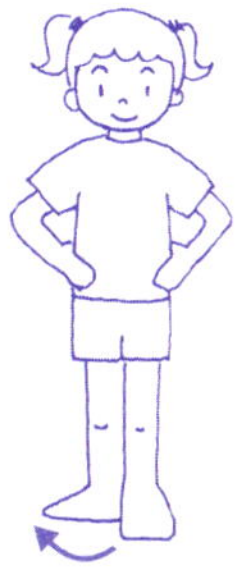

❸開いていたつま先を、ゆっくりと元に戻します。右の足もやってみましょう。

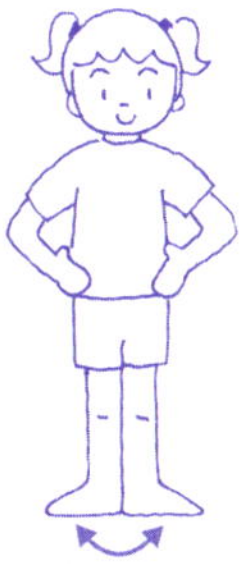

❹かかとをくっつけたまま、両足のつま先を開いてみましょう。

★からだはまっすぐに立てるかな？

◎ペンギンちゃんの足は一直線。おへそも、まっすぐです。

❺ゆっくりと戻します。

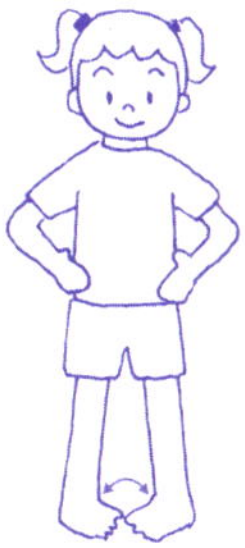

❻足のつま先とつま先をくっつけたまま、かかとを開いてみましょう。

◎ペンギンちゃんの足がうちまたになりました。おへそはまっすぐです。

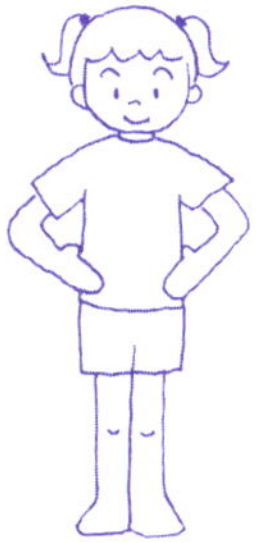

❼もう一度❶の姿勢に戻ります。

呼吸のポイント

ポーズが完成したら、子どもはふつうの呼吸で、ポーズになりきる間（ま）をとりましょう。おとなは、深く吐く息でポーズを完成させて、ふつうの呼吸で留まることができればベストです。

ピエロの脚のポーズ

股関節の周辺をほぐし、脚の形を整え、土踏まずをつくります。

【正式名称】 足の基本体操のアレンジ

【効果】適応力アップ〈三焦経〉

- **柔軟化**……… 股関節、膝関節、足関節
- **強化・調整**… 骨盤神経叢、血液循環（とくに末梢）、下肢筋肉、消化器系、泌尿器系
- **治療・予防**… 消化不良、膀胱疾患、扁平足、O 脚、X 脚
- **その他**……… 体型のバランスがとれる、顎・脚のひきしめ

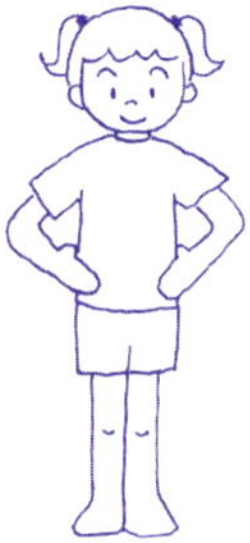

❶両手を腰にあてて、両脚が揃ったまっすぐの姿勢から始めます。

★そのままの姿勢で背中をまっすぐ伸ばしてください。

◎サーカスのピエロちゃんは、どんなことだってできちゃうよ。

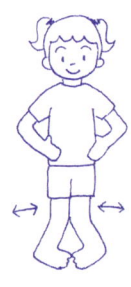

❷左右の足の親指を合わせてから、かかとを広げます。

★膝頭を合わせてから膝裏を伸ばすように動かすと効果的です。吐く息とともに伸ばします。

◎ぴこ、ぴこ、ぴこ。

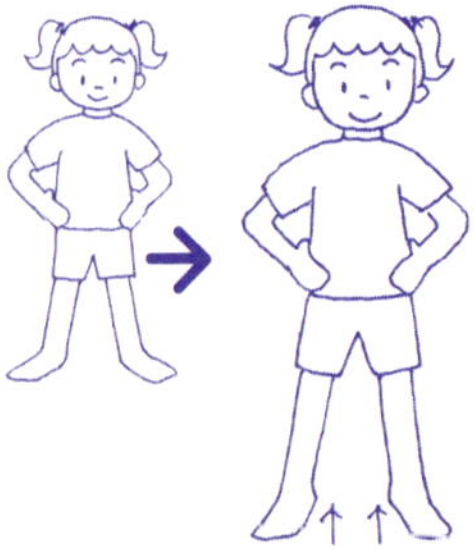

❸つま先を外に向けます。

★このあとに「つま先立ち」をすると効果的です。つま先立ちの時に息を吐きます。

◎さーて、さーて、さーて。

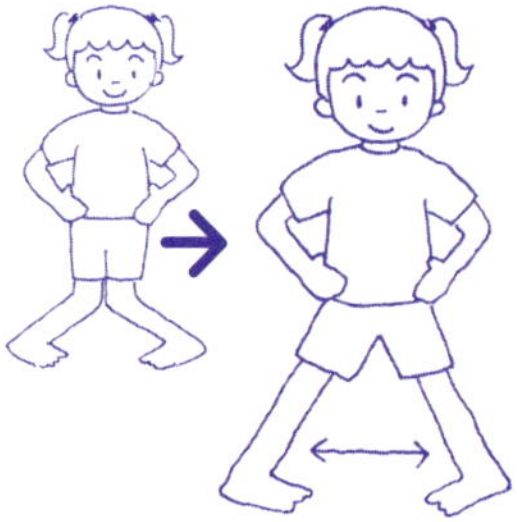

❹さらにかかとを広げます。

★❷と同じように、膝頭を合わせてから膝裏を伸ばすように動かすと効果的です。

◎まだ、まだ、まだ。

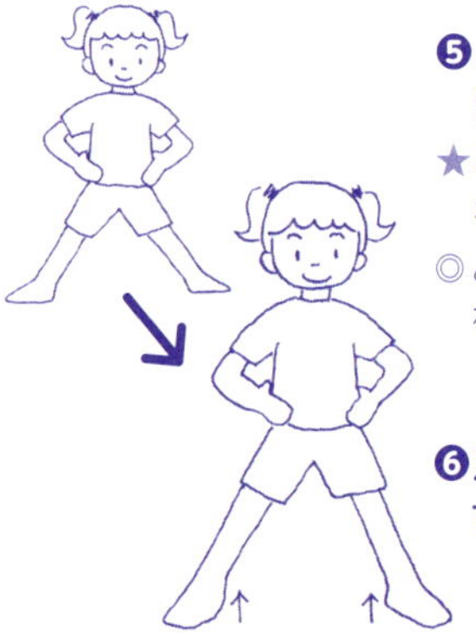

❺ふたたび足先を外に向けます。

★このあとにつま先立ちをすると効果的。

◎よく開いたね。さあ次はなにに変身するのかな。

❻足が開いて背筋がまっすぐ伸びていますね。

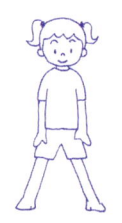

※次のポーズに連続する場合は、両脚は開いたまま、両腕を下ろします。

旗のポーズ

脊椎や骨盤をねじり、
からだの歪みを修正します。

【正式名称】パプリッタ・トリコーナ・アーサナのアレンジ

【効果】視力アップ〈肝・胆経〉

●柔軟化………脊椎全般、肩関節、股関節、足関節（足首）
●強化・調整…骨盤神経叢、血液循環、下肢筋肉、
消化器系（とくに肝臓）、泌尿器系
●治療・予防…消化不良、便秘・下痢、腰痛、生理痛
●その他………鼻づまり、精神安定、心身症の改善、腰・脚のひきしめ

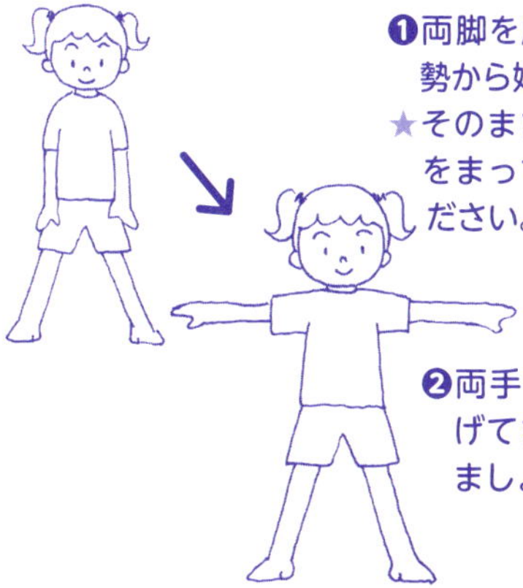

❶両脚を広げて立った姿勢から始めます。
★そのままの姿勢で背中をまっすぐ伸ばしてください。

❷両手を肩の高さに上げてまっすぐ伸ばしましょう。

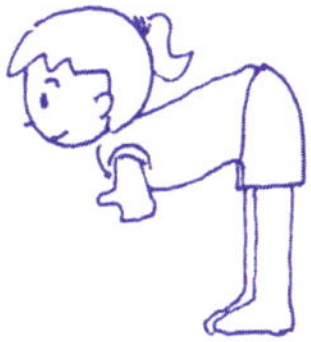

❸腕は横に伸ばしたまま、体を前に倒します。
◎わたしは旗なの。どこに目印を立てようかな？

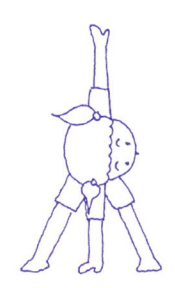

❹片方の手は両足の真ん中に、もう片方の手は天井に向けてまっすぐ伸ばします。
★目は上げた手を見ています。膝裏が曲がらないように。
◎しっかりとよく見えるように立ててね。

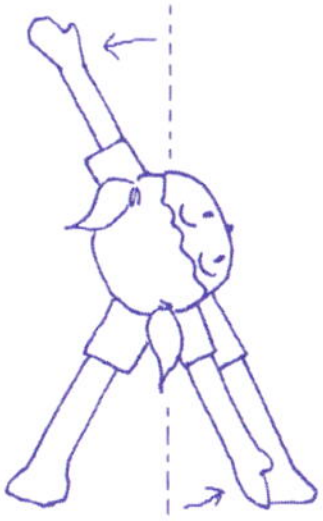

❺慣れてきたら、床についている右腕（左）を徐々に左足（右）の方向にずらして、上に伸びた腕もこれにならって傾けます。
★ねじりが強化されます。
◎風がふいたら、旗も大きくぱ～たぱた。

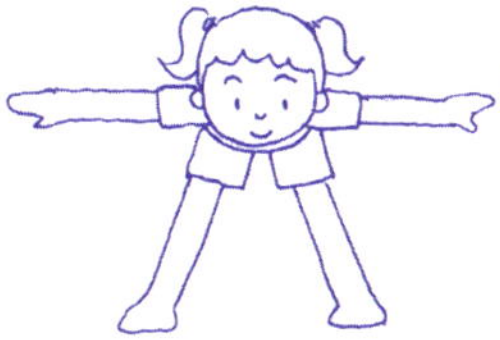

❻ゆっくりとねじりをほどいて、❸のような前かがみの姿勢に戻ったら、反対側もおなじようにねじってください。

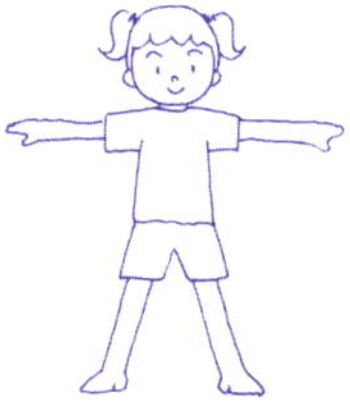

❼からだを起こして❷の姿勢に戻ります。

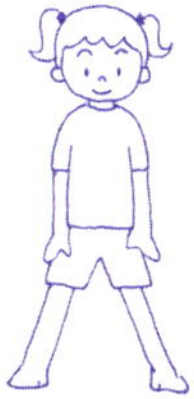

※次のポーズに連続する場合は、両腕を下ろします。

白熊のポーズ

膝裏を伸ばして歩くことで、
腰の柔軟性を高めます。

【正式名称】プラサーリタ・パッドッターナ・アーサナ

【効果】反射神経が鋭敏に〈膀胱経〉

●柔軟化………手関節、頸椎、腰椎、膝関節、足関節
●強化・調整…骨盤機能、四肢の筋力、消化器系、泌尿器系（とくに膀胱）
●治療・予防…肩こり、消化不良
●その他………姿勢矯正、疲労回復、精神安定、気力養成、
頭脳明晰、平衡感覚

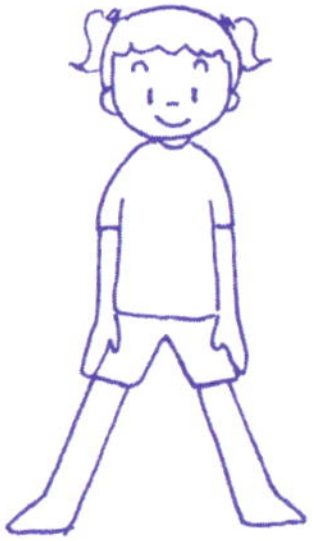

❶両脚を広げて立ちます。
★脚は80度程度に開き、足先はすべらないようにハの字に置きます。

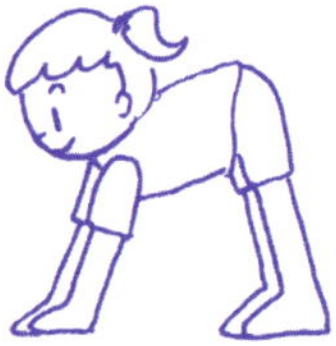

❷両方の膝は伸ばしたまま、ゆっくりとからだを前に倒し、両手を床につけます。
◎白熊くん、がっちり、しっかり氷の上。

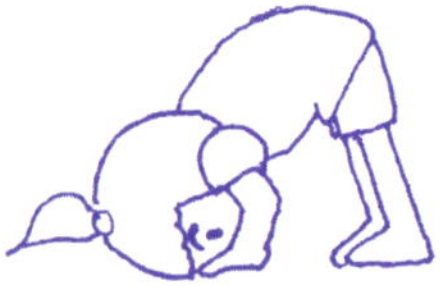

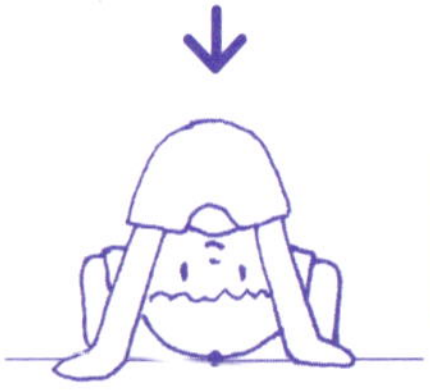

❸両手が床にぴったりとくっついたら両脚をさらに広げて、頭のてっぺん（百会のツボ）を床につけてみましょう。
◎さかさまぼうずのアマノジャクになってみようか？

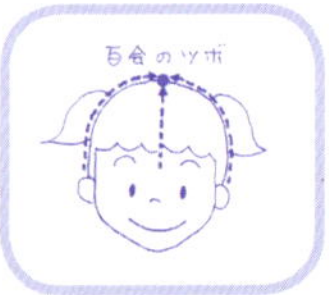

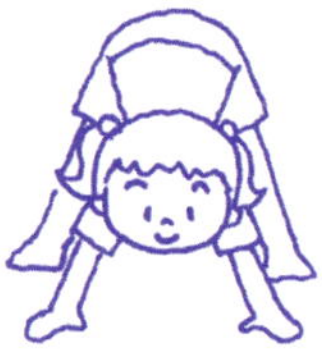

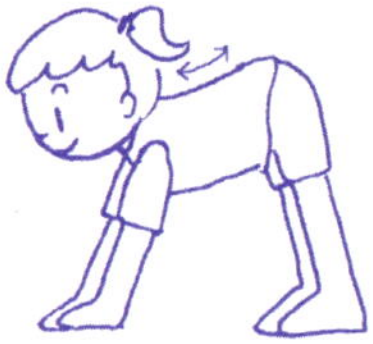

❹両手は床につけたまま、ゆっくりと伸ばして顔をあげます。
★お尻を突き出して前を向きます。背中がそっている状態です。
◎白熊くん、前に後ろにのっしのし。

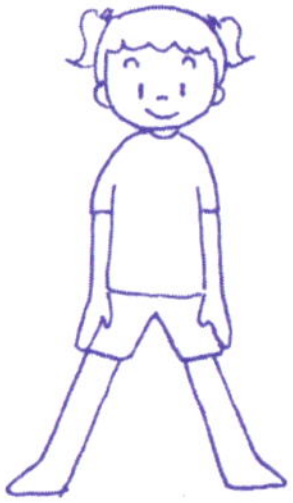

❺両手と背中の力を抜きましょう。両手を床から離して、ゆっくりと起き上がり、❶の姿勢に戻ります。
★頭はふんわりと力を抜きます。

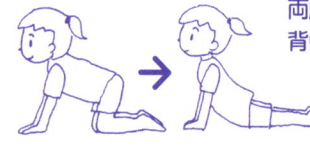

※次のポーズに連続する場合は❹の姿勢から、両手は床につけたまま、両膝を折って床につけ、背中を伸ばします。

オットセイのポーズ

恥骨を床につけて背筋を伸ばす動きで、脊椎の不自然なわん曲を修正します。

【正式名称】カポータ・アーサナ

【効果】想像力アップ〈心・小腸経〉

- ●柔軟化………頸椎、胸椎、腰椎
- ●強化・調整…神経組織、背筋、呼吸器系、消化器系（とくに小腸、大腸）、泌尿器系、生殖器系
- ●治療・予防…脊椎の亜脱臼、呼吸器疾患、肩こり、肩関節炎、腰痛
- ●その他………ぜん息、猫背矯正、活力活性、頭脳明晰、顎・腰のひきしめ

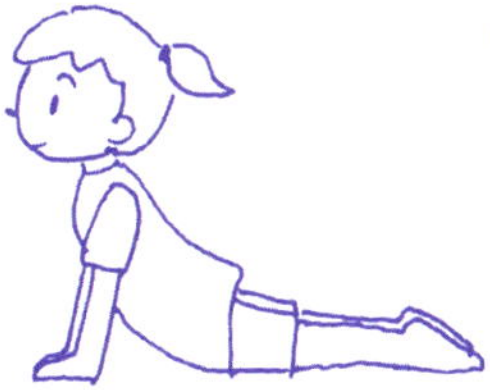

❶両手を床について、両脚を伸ばした状態からはじめます。

★そのままの姿勢で背中をまっすぐ伸ばしてください。

◎オットセイくんは腕の力が強いのね。

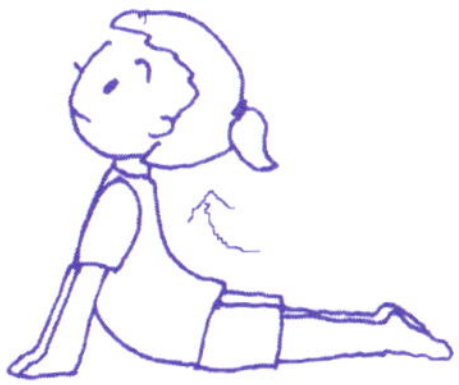

❷天井を見てみましょう。

★両脚をぐっと開くと、背中を伸ばしやすくなります。吐く息でそっと首を伸ばします。

◎きょうは星が出ているね。うーん、きらきら輝いている。

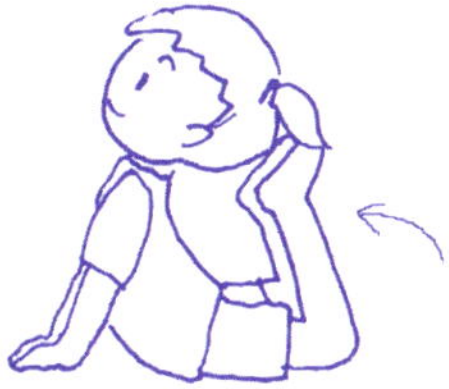

❸背中が柔らかく余裕がある場合は、両膝を折り曲げ、頭と足先を近づけます。

★無理のないように。吐く息でそっとくっつけます。

◎きょうはご機嫌いいなぁ。

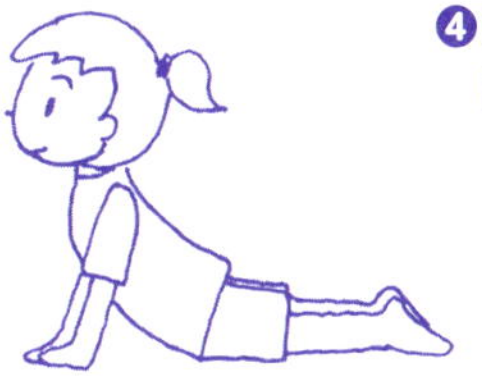

❹両脚をそっと床に下ろします。

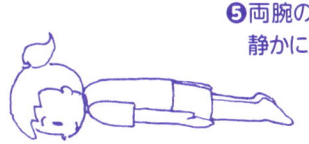

❺両腕の力をゆるめ、頭を静かに床に下ろします。

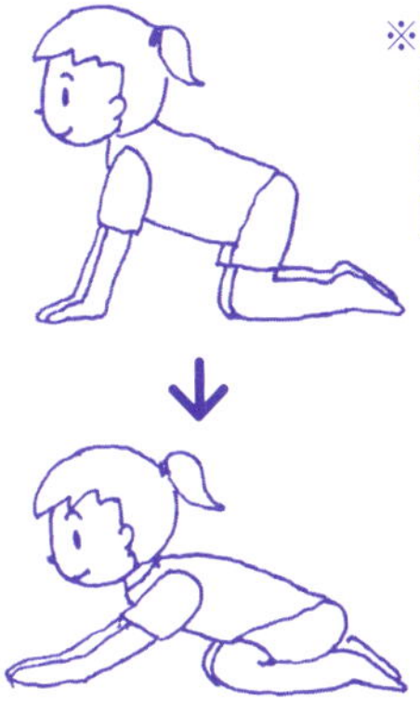

※次のポーズに連続する場合は、❹の姿勢から両腕は床についたまま、腰を後ろにひいて、脚を正座にします。

島のポーズ

頭を床に伏せることで腰をゆるめます。
気持ちがゆったりとしてきます。

【正式名称】簡易体操のアレンジ

【効果】意志力アップ〈腎経〉

●柔軟化………脊椎全般
●強化・調整… 背筋、骨盤神経叢、神経組織、泌尿器系の疾患（とくに腎臓）
●治療・予防… 首こり、肩こり、腰痛、自律神経失調症
●その他………疲労回復、精神安定、ストレス緩和

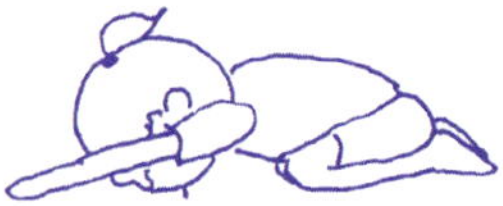

❶両手を床につけて、からだを伏せた状態からはじめます。
★脇をゆったりと伸ばし、おなかの力をゆるめます。
◎波の音が聴こえる？ 海に浮かんだ島になったよ。
※ここから❸に進んでもかまいません。

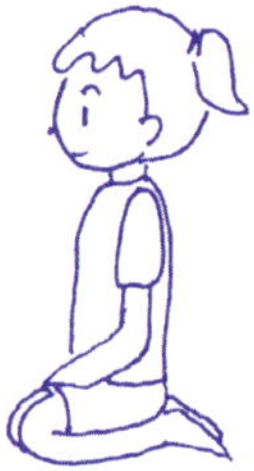

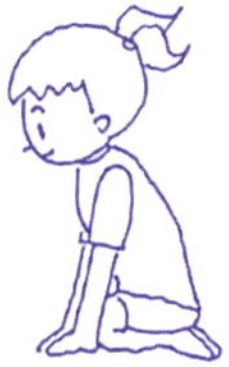

❷いったんお尻を浮かせて、正座に坐りなおします。

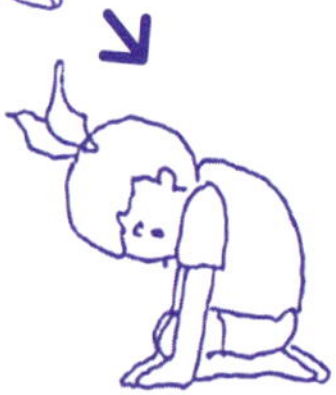

❸両手を床について、背中を丸くしましょう。
★息は吐いて、おなかを小さくします。
◎波がザブンと押し寄せてきました。

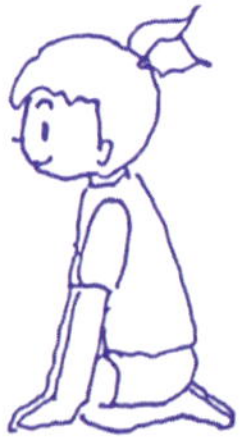

❹顔を前に向けましょう。
★息がしぜんに入ってきます。
◎さぁ、あしたはどんなお天気かな。

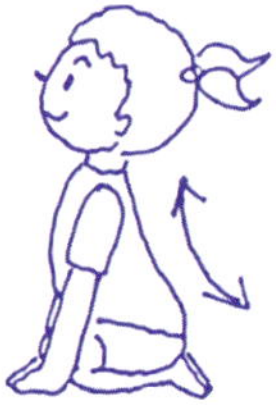

❺背中を伸ばして、顔を上に向けましょう。
★息を吐いて背筋を伸ばします。
◎お空の星がきらきらきら。

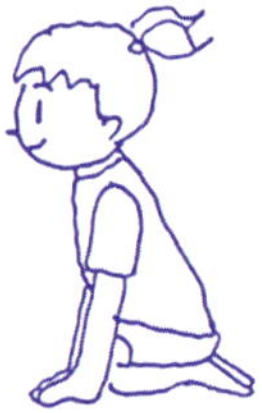

❻顔を前に向けましょう。
★息がしぜんに入ってきます。
◎ぼくはどこに流れていくのかな。

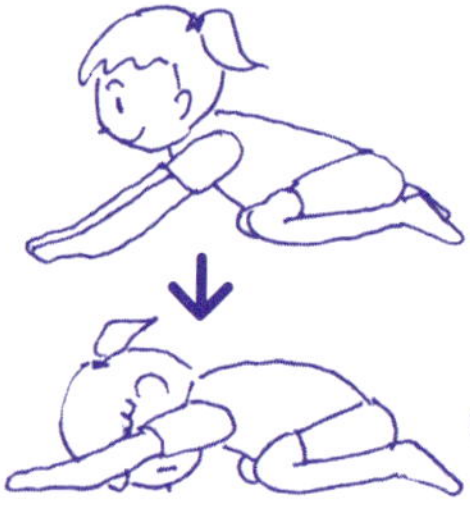

❼からだを前に倒します。
★お尻は足に安定させたまま、手をまっすぐに前に伸ばしてじっと待ちましょう。息を吐いて頭を床にゆだねます。あとは、ふつうの呼吸です。
◎ざっぶ～ん。波の音、静かね。

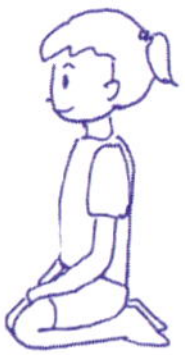

❽ゆっくりとからだを起こします。

※次のポーズに連続する場合も同様です。

ラッコのポーズ

骨盤を修正し、腸を整え、下腹をすっきりさせます。
腹式呼吸で腰への刺激を観察すると、
こころが静まってきます。

【正式名称】簡易体操のアレンジ

【効果】理解力アップ〈脾経〉

- 柔軟化………胸椎、腰椎、骨盤、股関節、膝関節
- 強化・調整…骨盤神経叢、消化器系（とくに膵臓）、生殖器系
- 治療・予防…首こり、肩こり、腰痛、便秘
- その他………疲労回復、精神集中、腹部ひきしめ

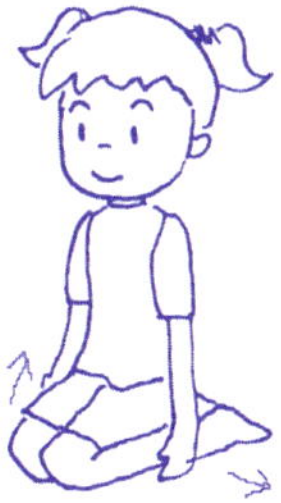

❶正座の状態から、両足をお尻の下からはずします。

★足首を曲げないようにしましょう。

◎おばあさんのような坐り方になりました。けれども背中はまっすぐです。

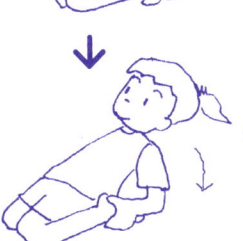

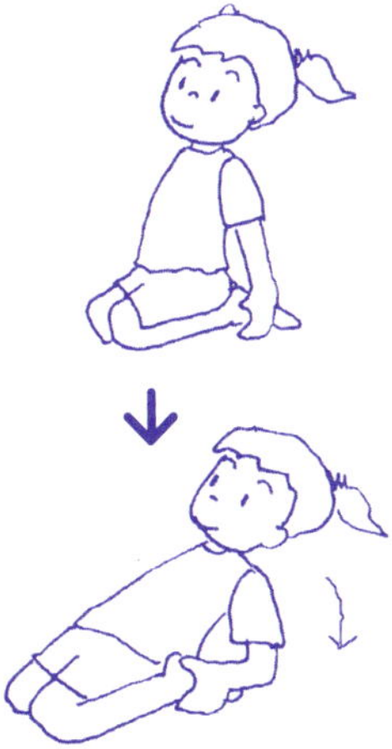

❷左右の手のひらを両足の裏にあてがい、肘を床につけながら上体を後ろに倒していきます。

★無理のないところまでからだを後ろにしずめて待ちます。からだが柔らかく余裕がある場合は、背中が床につくところまで。

◎なにに変身したのかな？

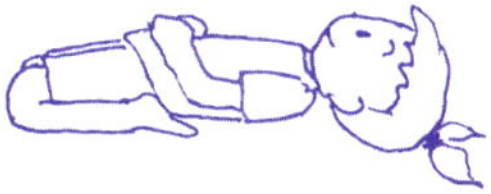

❸からだを床にゆだねて、両足はできるだけ接近させ、両手はおなかの上に安定させます。

★無理な場合は、途中の姿勢で待つだけでも効果はあります。息はしぜんにおこないます。

◎水の上にぷかぷか浮かぶラッコに変身。ラッコはおなかの上で貝を割って食べるんですって。

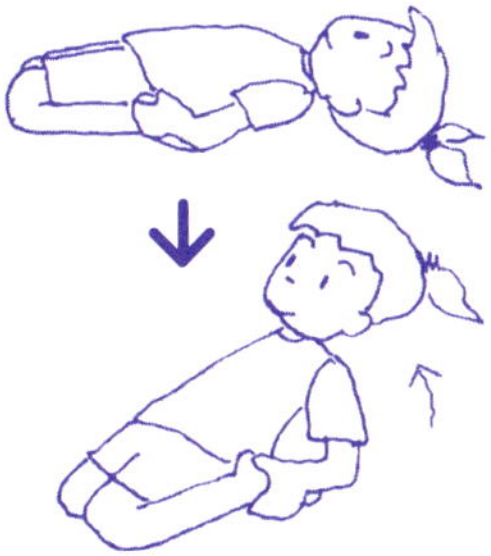

❹ゆっくりとからだを起こします。

★両手を足の裏にあてがい、右・左と順序よく起こしましょう。

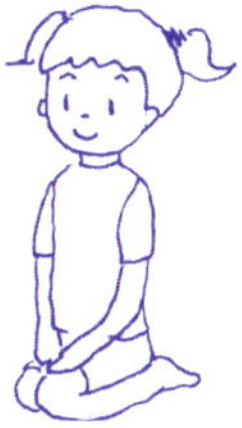

❺正座に戻ります。

※次のポーズに連続する場合も同様です。

ボートのポーズ

腹筋をつかったバランスで、
臍下丹田（せいかたんでん）をきたえます。
ぐっと気持ちが落ち着いてきます。

【正式名称】ナーヴァ・アーサナ

【効果】成長力アップ〈腎経〉

- ●柔軟化………腰椎
- ●強化・調整…腹筋、背筋、消化器系、泌尿器系、内分泌系（とくに成長ホルモン）
- ●治療・予防…胃腸疾患、自律神経失調症
- ●その他………平衡感覚、精神集中、腹部・腰ひきしめ

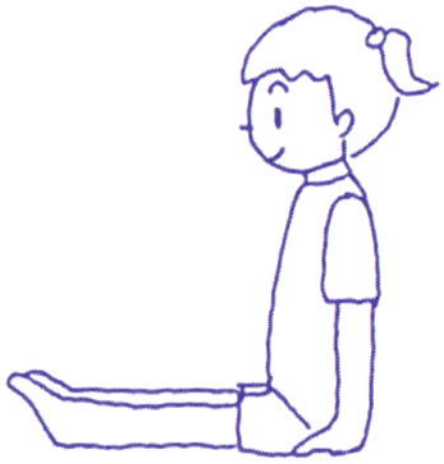

❶正座の状態から両脚を前に伸ばして坐ります。
★坐った姿勢で背中を伸ばします。
◎遠くになにかが浮かんでいるよ。

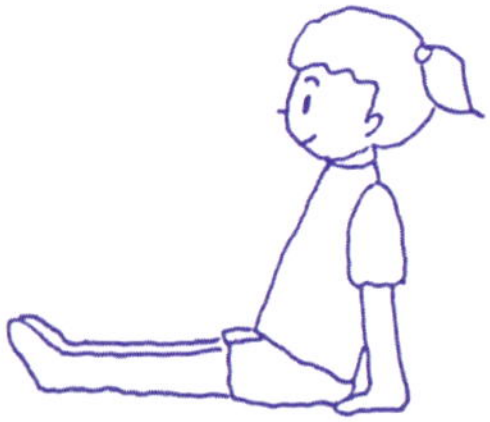

❷両手を少し後ろについて、上体をゆっくりと後ろに倒していきます。
◎あれはね、ボートだよ。どんなボートかな？

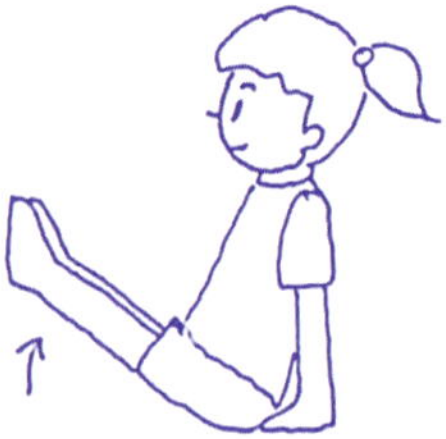

❸両脚を床から上げてバランスをとります。
★おへその下に力を入れて、ゆっくり吐く息で。
◎こんなボートだよ。ギッコギコ。

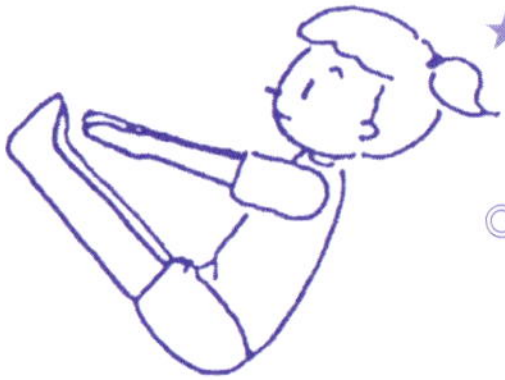

❹両手を前に伸ばします。
★足先が目と同じ位置にきたら保持します。しぜんな呼吸で。
◎こげこげボート！

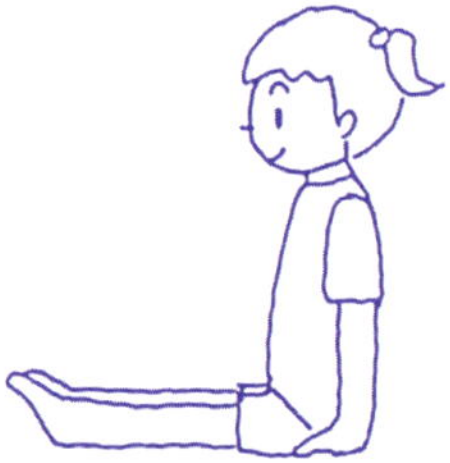

❺両脚を下ろして起きあがり、もういちどやってみましょう。
★背筋を伸ばしてから、はじめます。
◎ひと休みしたら、もういちどこぐよ。

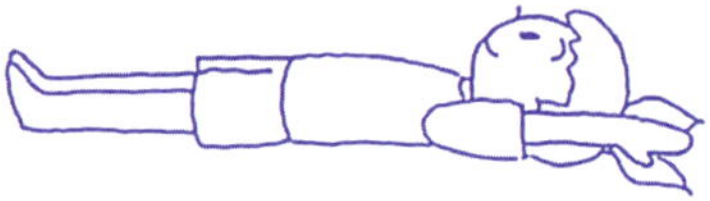

❻いったんからだを起こしたあと、ゆっくり後ろに寝ころびます。
◎やっと浜辺に到着だね。

※次のポーズに連続する場合も同様です。

三日月のポーズ

からだの側面を伸ばすことで
内臓が刺激されます。
呼吸のしやすいからだになります。

【正式名称】スプタ・パールシュヴォッターナ・アーサナのアレンジ

【効果】血液循環力アップ〈三焦経〉

- 柔軟化………頸椎、胸椎、肋骨、腰椎
- 強化・調整…消化器系（とくに肝臓、脾臓）、循環器系
- 治療・予防…脊椎の亜脱臼、皮膚疾患、便秘・下痢、肥満
- その他………ぜん息、体型のバランスがとれる

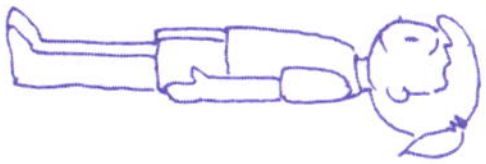

❶上を向いて寝ころんだ姿勢からはじめます。
★両手は体側におき、両脚はそろえてください。
◎ああ、気持ちいい。どんな星が見えるかな。

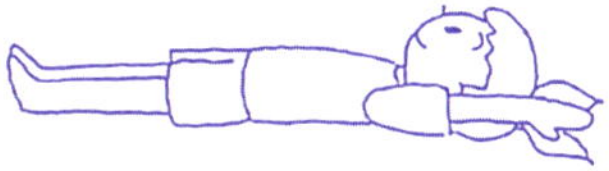

❷両手を頭の上に伸ばし手のひらを合わせます。
★吐く息で上半身を伸ばしながら手を合わせると気持ちがいいです。
◎夜空には、まあるい月が見えるはず……。

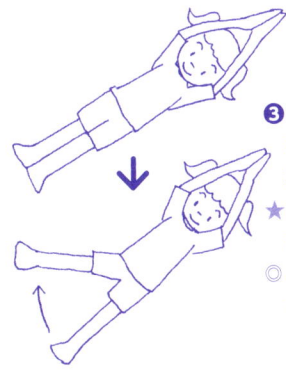

❸片足を横に一歩ぶん開き、もう片方の足をそれに寄せます。
★背中とお尻は床につけたままです。
◎あらあら、きょうはお月さんがまるくない。

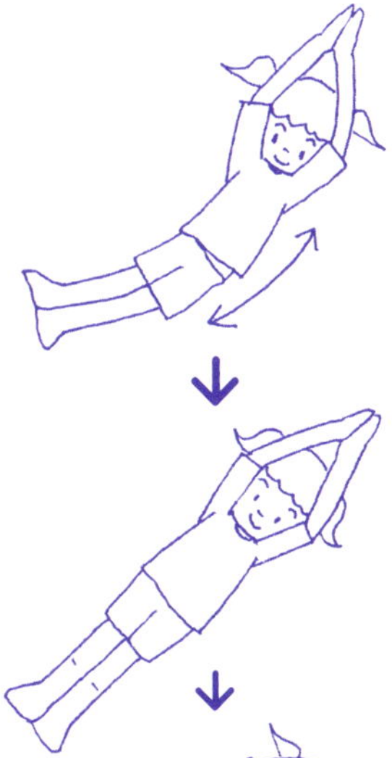

❹上半身を足のほうに近づけるような気持ちで、脇腹を伸ばします。
★お尻が床から離れないように。息を吐くたびに、片方の脇腹が気持ちよく伸びる感覚を観察します。
◎きょうは三日月。お月さまがはずかしがってる。む～ん。

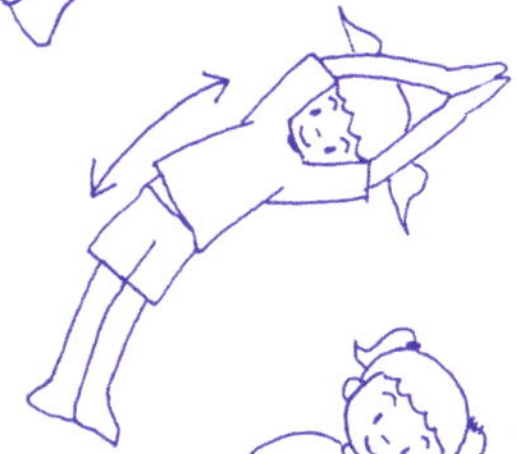

❺上半身を真ん中に戻し、脚も片方ずつ真ん中に戻して❷の姿勢にします。次に、反対側も伸ばします。

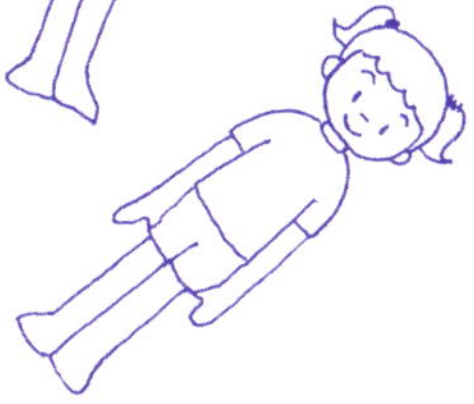

※次のポーズに連続する場合は、❶の姿勢に戻ります。

赤ちゃんのポーズ

腰をゆるめ、大腸の調子をよくします。
内分泌腺を刺激して、からだを活性化します。

【正式名称】パバナ・ムクタ・アーサナ

【効果】統制力アップ〈心・小腸経〉

●柔軟化………脊椎全般
●強化・調整…腹筋、肩甲骨、消化器系（とくに大腸）、循環器系、神経系
●治療・予防…腰部神経痛、便秘、鼓腸、肥満
●その他………腰・脚のひきしめ

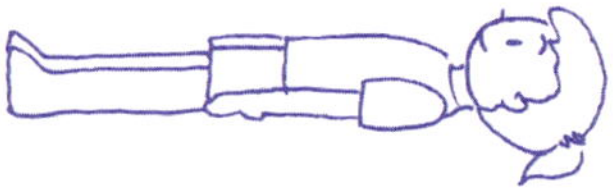

❶上を向いて寝ころんだ姿勢からはじめます。

★両手は体側につけ、両脚はそろえてください。

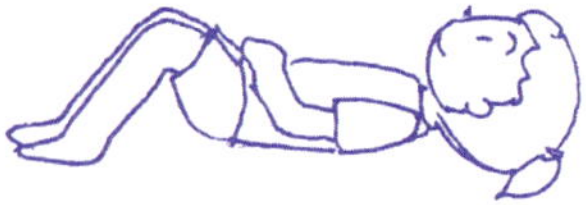

❷両脚を折り曲げ、膝山をつくります。

◎赤ちゃんはね、生まれる前は、おかあさんのおなかの中の羊水で気持ちよくすごしていたんですって。

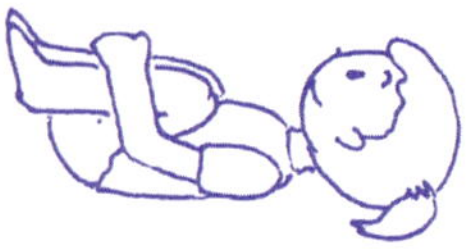

❸おなかに太股を押しつけるように、両膝を抱えます。

★吐く息で抱えこんでしまいます。

◎おかあさんのおなかの中では小さく小さくまるまっているの。

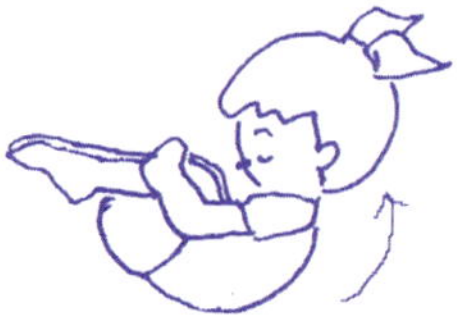

❹顎と胸を近づける意識で、頭を床から浮かせます。

★最後の吐く息で頭を上げます。軽く息をとめてもかまいません。苦しくなる前に下ろしましょう。

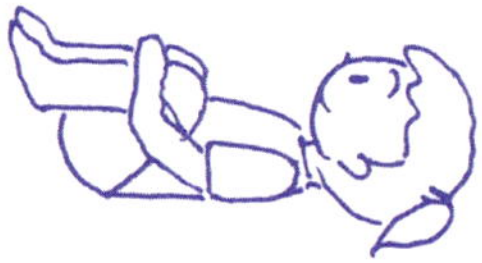

❺静かに頭を下ろして、両膝もほどいて、膝を軽く抱えて❸の姿勢になります。

★休憩のあとで、もういちど❹をおこないます。

◎みんなの生活している世界に生まれてくるのを楽しみにしているのよね、きっと。

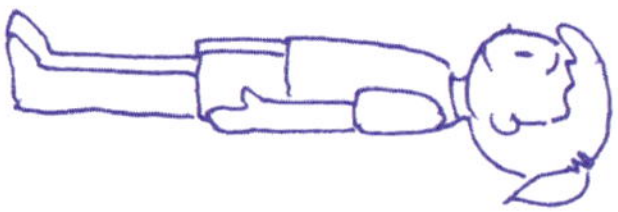

※次のポーズに連続する場合は、脚をまっすぐに伸ばしましょう。

夢見る人のポーズ

自律神経系が調整されます。
脳波がゆったりとして
脳（こころ）もからだもリラックスします。

【正式名称】シャバ・アーサナ

【効果】集中力と弛緩力アップ〈督脈経〉

●治療・予防…血圧調整、不眠・肉体疲労、消化器系、生殖器系
●その他………自律神経調整、各種神経症、情緒不安の解消、頭脳明晰

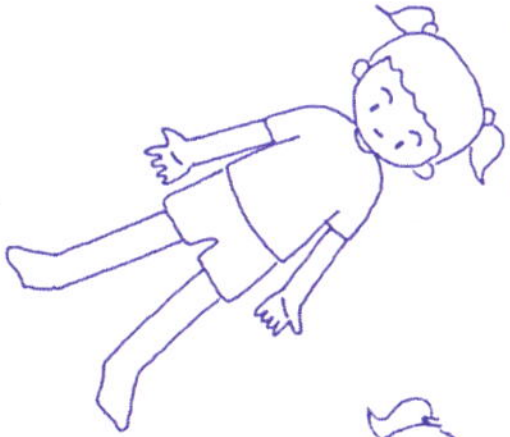

❶仰向けに寝ます。

❷足を肩幅に開きます。
★両足の親指をくっつけたまま、かかとを開きます。次に、床についているかかとを支点にして、足先をぱっかりと開きます。

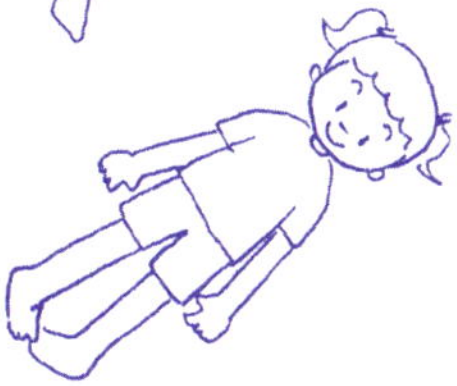

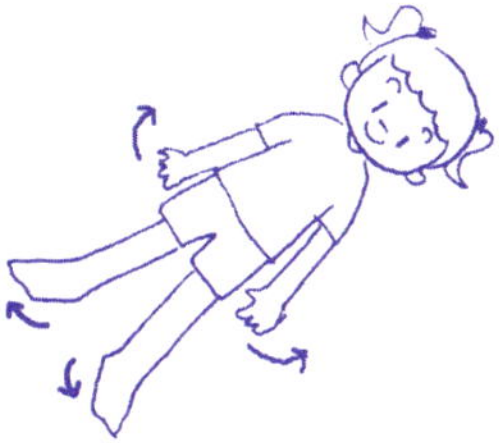

❸両手も体側から少し離します。
★手のひらを床に向けて親指を体側にあてます。次に小指を支点にして、手のひらをぱっかりと上に向けます。

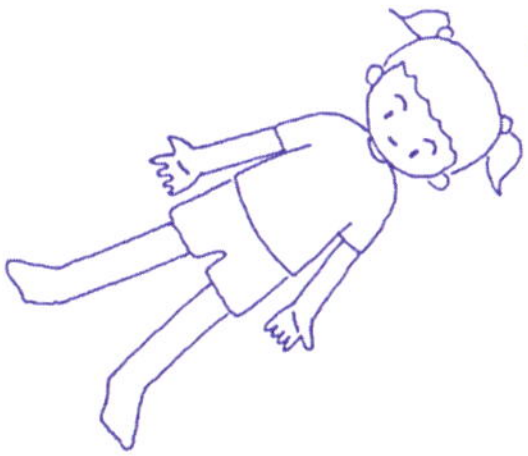

❹背中をぴったりと床にくっつけます。
★顎をひいて、うなじを床に沿わせて、おへその裏側の背骨も床にくっつけようとします。

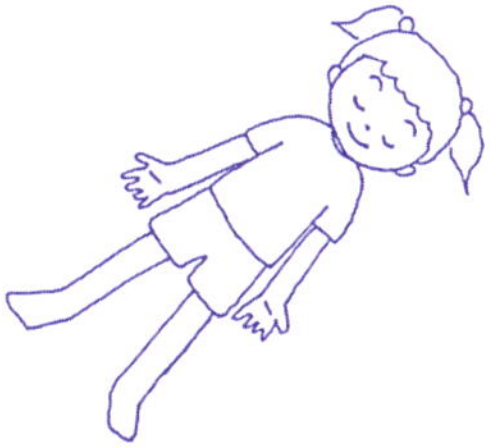

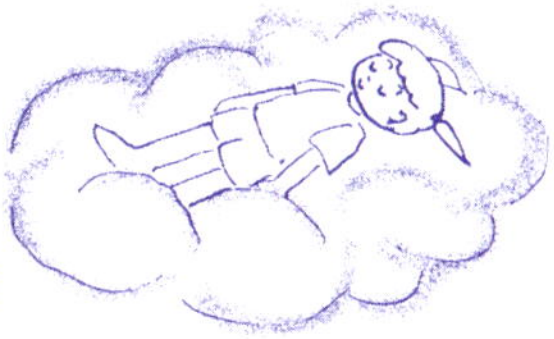

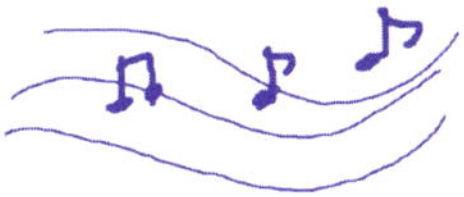

❺そのままからだの力をふわっと抜きましょう。おとなは2､3分〜10分。子どもは短めに。
★目は軽く閉じます。まず奥歯や顔面の力の弛緩、次にからだ全体の弛緩をうながします。
★呼吸のリズムに耳をすませる方法もあります。
◎夢の世界に出かけましょう。なんだか、からだがほわほわで気持ちいいな。
★「ふわふわの雲の上」、「ピンクのベールがふわっとかかって…」、「アイスクリームがとろりんこ」など、どんなイメージでもかまいません。オルゴールや音楽をかけてもよいでしょう。

❻入眠前の場合は、このまま寝かせましょう。

注意
夢見る人のポーズを解くときは、目を開き、首を左右にそっと揺らし、手首や足首を動かして意識を戻しましょう。

魚のポーズ

まだまだ眠れない子どもにおすすめします。
交感神経系を刺激し、副交感神経系に
拮抗作用をもたらして、眠りやすくします。

【正式名称】マッチァ・アーサナ

【効果】五感力アップ〈螺旋経〉

- ●柔軟化………頸椎、胸椎
- ●強化・調整…背筋、消化器系（とくに膵臓）、泌尿器系（とくに腎臓）、生殖器系、内分泌系
- ●治療・予防…不眠、糖尿病、痔疾
- ●その他………ぜん息、猫背矯正

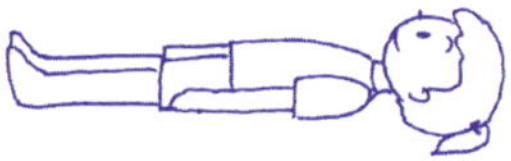

❶上を向いて寝ころんだ姿勢からはじめます。
★両手は体側にあて、両脚はそろえてください。

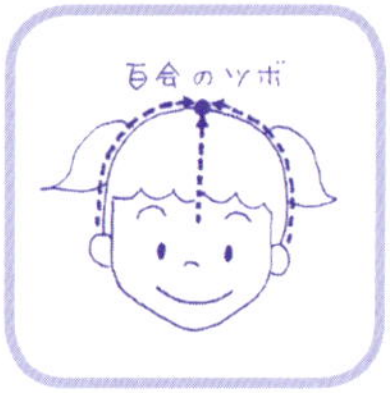

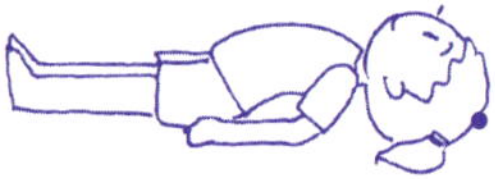

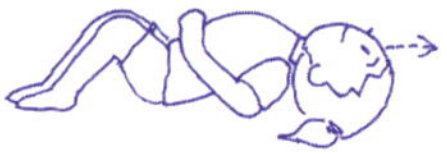

❷お尻はしっかり床につけたまま、背中をそらせていきます。最後には頭のてっぺん（百会のツボ）が床についてしまいます。
★肘を折り曲げて、お尻と頭が床に立つのを助けてください。
◎お魚のえらができましたか。きれいなしっぽができているかな。

注意
首を使うむずかしいポーズなので慎重に。絶対によそ見をさせないでください。子どもがからだの感覚をつかむまでは、おとなが背中を支えてあげてもよいでしょう。

※このポーズがむずかしい場合は、先に膝山をつくってから背中をそらせてみましょう。

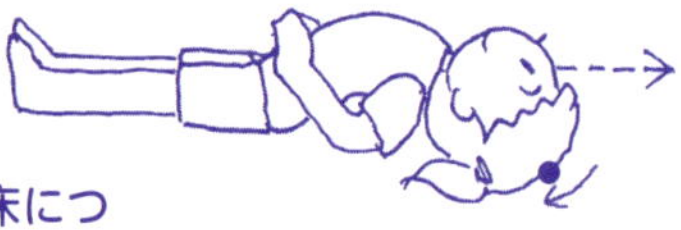

❸頭のてっぺんを床につけたまま、視線は真っ直ぐ床を見つめます。
★キョロキョロしないで一つのところだけを見つめさせます。次に、そっと目を閉じます。

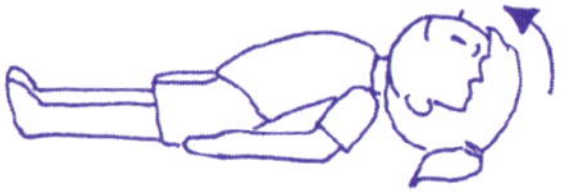

❹ゆっくりと頭を戻しましょう。

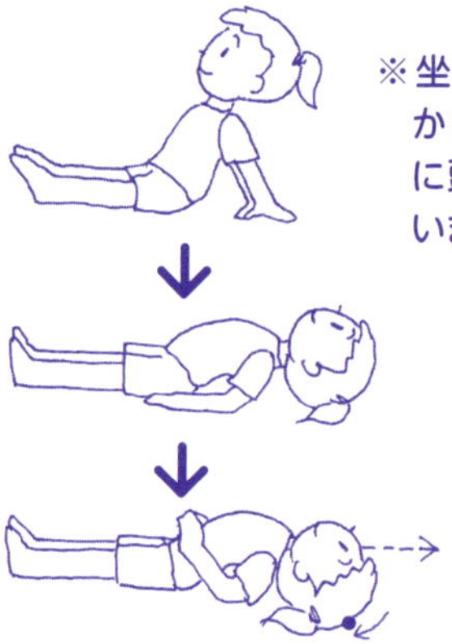

※坐った姿勢から、肘でからだを支えて、最後に頭を下ろしてもかまいません。

「まねまねヨーガ」の始めや終わりはスキンシップを！

「なでなでヨーガ」でふれあいましょう

お子さんの情緒を安定させるには、スキンシップ（肌のふれあい）が効果的です。
なじみのある歌のリズムに合わせ、足・目・耳・鼻・口の体操で
五感（触覚・視覚・聴覚・嗅覚・味覚）を刺激しましょう！
ヨーガは、感覚への「気づき」の操作なのです。

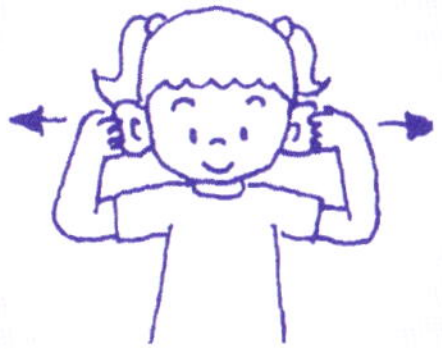

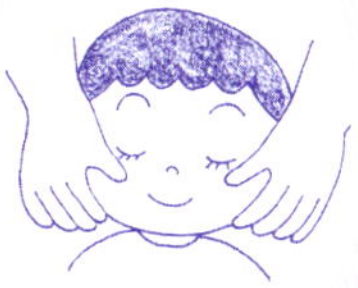

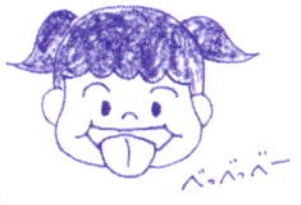

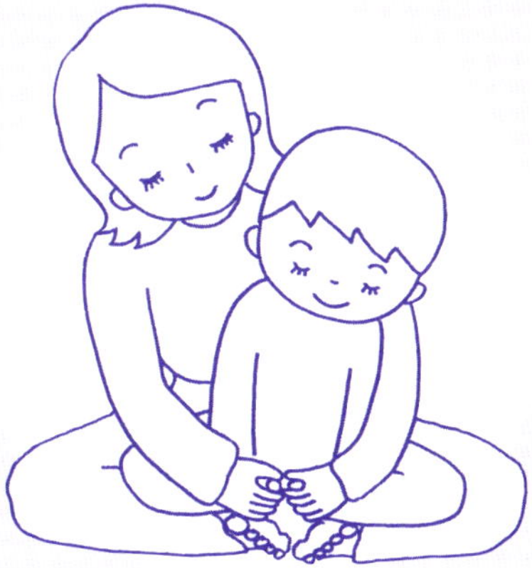

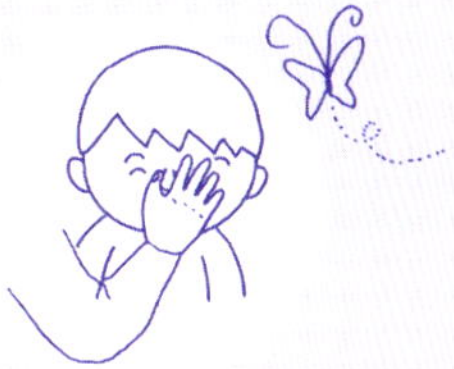

基本ポジション

基本的には、おとなの方は胡坐（あぐら）になって坐り、お子さんの安定する坐り方をさがします。鏡の前に坐るのもいいでしょう。首のすわらないあかちゃんは、おとなの方とむきあえるように、遠くにあわせた両足の上にのせるなど、安定するところにのせてあげましょう。あぐらの上や体操坐りの両膝の上にのせてもよいでしょう。

ふれ方のポイント

① 中心から末端へ、上から下へ
② 左右両側交互に
③「愛おしい」という気持ちで
④「触られている」という感じをもって
⑤ 相手が気持ちよさそうかどうかを感じながら…
⑥ 秒速５センチを意識して

おはなしゆびさん

【足の指の体操】

『おはなしゆびさん』香山美子作詞・湯山昭作曲

基本ポジションもしくは、子どもを仰向けに寝かせて、両足の指を握りながら歌にあわせて順に回し、最後に爪の横をつまみながらひっぱります。　※〈　〉は効果です。

♪このゆびパパ　ふとっちょパパ、
　やあ やあ やあ やあ　ワハハハハハハ……親指を回す
『お酒好きなお父さん、〈肝臓〉を大切にね』

♪このゆびママ　やさしいママ
　まあ まあ まあ まあ　オホホホホホホ……人差指を回す
『お母さん、〈胃〉にやさしい料理をよろしく！』

♪このゆび兄さん、大きい兄さん
　オス オス オス オス　エヘヘヘヘヘヘ……中指を回す
『度胸あるお兄さん、〈心臓〉が強いね』

♪このゆびねえさん、おしゃれなねえさん
　アラ アラ アラ アラ　ウフフフフフフ……薬指を回す
『音楽好きなお姉さん、〈耳〉《〈胆のう〉》がいいのね』

♪このゆび赤ちゃん、よちよち赤ちゃん
うま うま うま うま アブブブブブブ……小指を回す
『赤ちゃん、どこにでも〈おしっこ〉《〈膀胱〉》シ～ね』

この耳だあれ？

【耳の体操】

♪おみみさん、おみみさん、おみみさん、誰でしょね
　……横にひっぱって「ダンボ！」

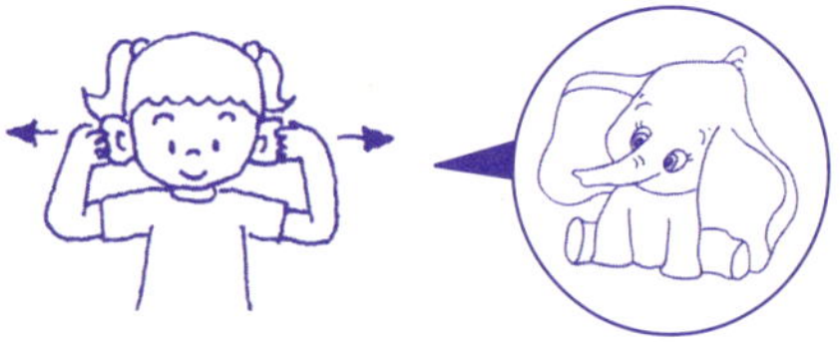

♪おみみさん、おみみさん、おみみさん、誰でしょう
　……上にひっぱって「宇宙人！」

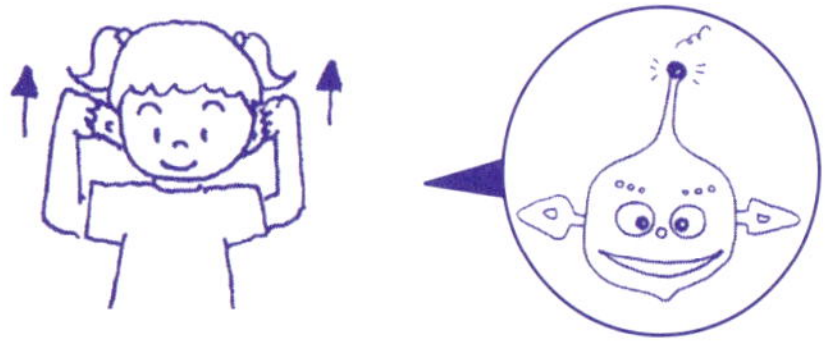

♪おみみさん、おみみさん、おみみさん、誰でしょね
　……下にひっぱって「お坊さん！」

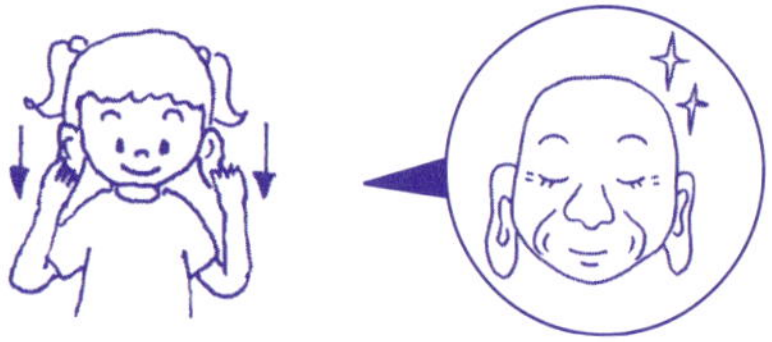

♪おみみさん、おみみさん、おみみさん、誰でしょう
　……耳を折ってふさいで「餃子！」
「おいしそう、もしゃもしゃもしゃ」
　……耳をくすぐる

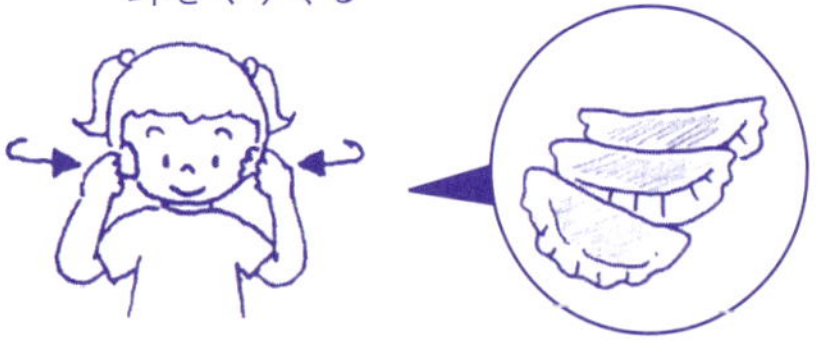

線路はつづくよ
【目の体操】

『線路はつづくよどこまでも』佐木敏作詞・アメリカ民謡

基本ポジションもしくは、子どもを仰向けに寝かせ、歌にあわせて目のツボを指で押さえます。

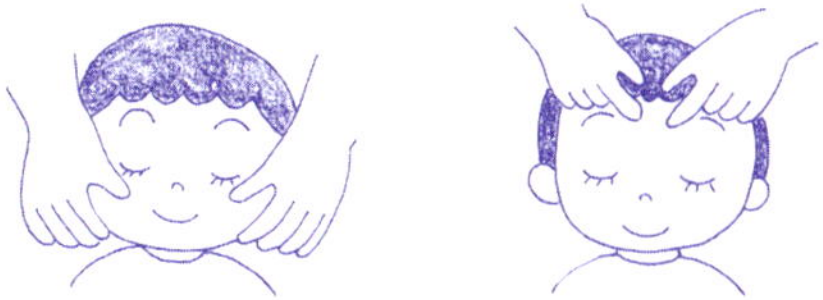

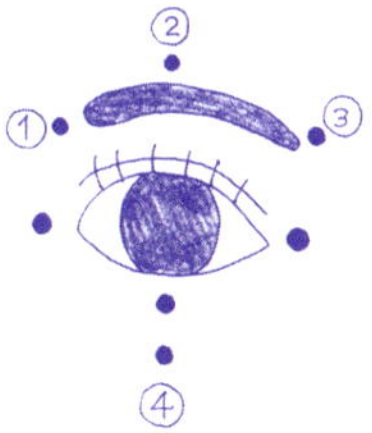

♪線路はつづくよ　どこまでも
　……①のツボを押さえます。
♪野を越え　山越え　谷越えて
　……②のツボを押さえます。
♪はるかな町まで　ぼくたちの
　……③のツボを押さえます。
♪楽しい旅の歌　つないでる
　……④のツボを押さえます。

真っ暗な中で目をキョロキョロ
ポッコリ

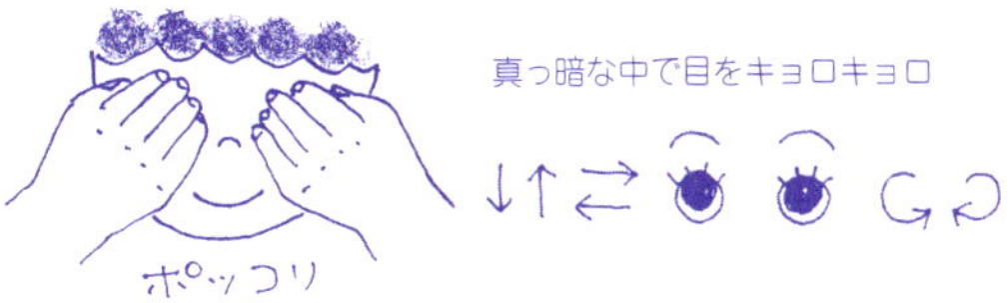

子どもの目の周囲の骨（眼輪）を手のひらでぽっこりと覆って、顔を動かさずに眼球だけを移動させます。

♪ランラ ランラ ランラ……上を見て
♪ランラ ランラ ランラ……下を見て
♪ランラ ランラ ランラ……右を見て
♪ラン ラン ラン…………左を見て　※

※印を2回くりかえし、次に眼球を一回転（左まわり・右まわり）させます。

チョウチョウがとんできて、お花をちゅ・ちゅ・ちゅ・ちゅ
【鼻の体操】

※ 鼻づまりは集中力低下の原因になります。

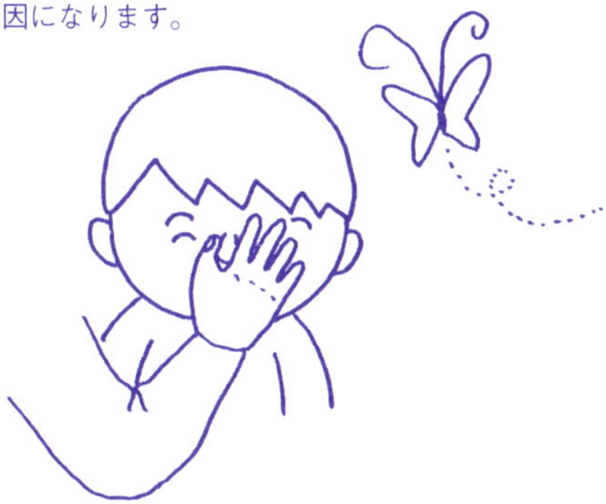

『ちょうちょう』の歌に合わせて

♪ちょうちょう、ちょうちょう　お花にとまれ
♪ちょうちょうがとんできて　お鼻にとまった
……子どもの片鼻を指でおさえます。

「あれ、○○ちゃんのお鼻だね」

「ちょうちょうさん、まちがってるよ。
教えてあげましょう。ふんふんふ〜ん」
……開いている片鼻から息を出させます。

※ 繰り返して反対側の鼻もふさぎ、息を出させます。
※ ちり紙を用意しておきましょう。

♪ちょうちょう、ちょうちょう
「今度は、○○ちゃんの頭の後ろにとまってますよ」
……鼻がとおっていない場合があるので、
　　首の後ろをマッサージします。

53

良寛さんの歯・えんまさんの舌・くらべっこしましょう

【口の体操】

♪良寛さんの歯《は》ッハ、カチ カチ カチ カチ
……歯をカチカチ 38 回。
※ 良寛さんの健康法です。大脳を
刺激して、かむ力を強化します。

♪えんまさんのベロ、べっべっべ〜
えんまさんに舌を見せましょう。
よい子の舌は抜きませんよ。
……口を大きく開けて、
舌を長く伸ばします。
※ 舌の筋肉運動。口臭予防にもなります。

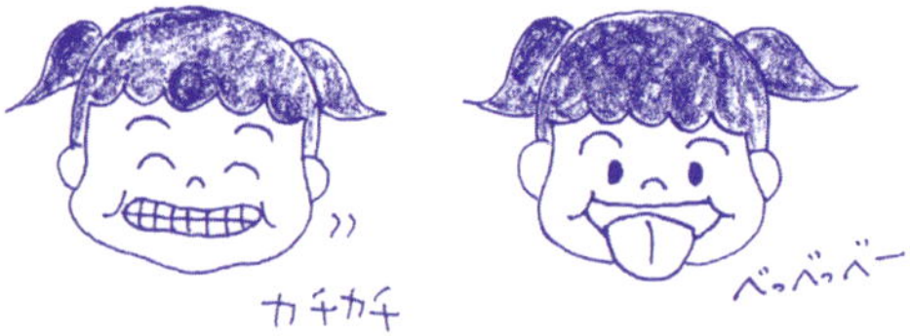

♪せっせっせ〜のよい よい よい。
……向き合って手をつなぎます。

♪くらべっこしましょう、
くらべっこしましょう、
ながいとかちよ、あっかんべ〜
……舌をのばしてみましょう。

♪おおきいとかちよ、あっぷっぷ〜
……口をふくらませましょう。

一里・二里・三里・尻

【風邪のツボおし】

お子さんをうつ伏せに寝かせ、リズムに合わせて背中をさわります。脊椎際には大切な神経が通っていて、内臓と関連しています。

一里……胸椎一番の際を押します。（気管支、目、上肢運動）
二里……胸椎二番の際を押します。（目、上肢、肝臓）
三里……胸椎三番の際を押します。（肺、呼吸器）
尻（四里）……臀部をほぐします。

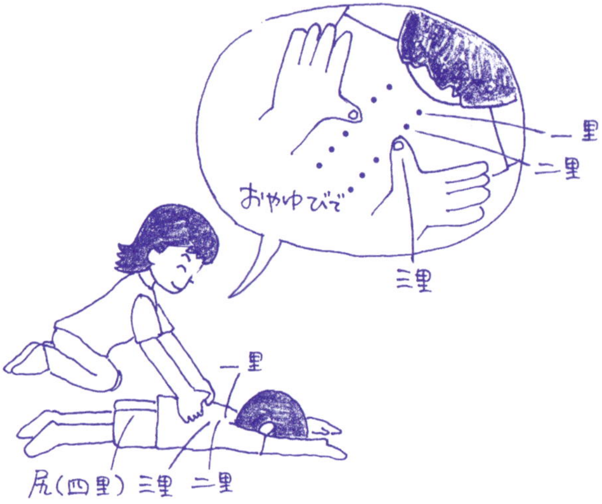

＊「なでなでヨーガ」はこのほかにも、「針に糸をとおして」や「きゅうりもみ」の歌あそびのリズムでも楽しめます。
著者監修の DVD 教材『みんなで楽しく まねまねヨーガ』(58 ページ参照) で実演しています。

「いのちさん」のうた

【スキンシップ】

基本ポジションで、おとなの方は両足裏を合わせて坐り、脚の上に子どもを坐らせ、背中を抱えるようにします。うたのリズムに合わせて、子どものからだをやさしくさわります。

いのちさん

（作／伊藤華野）

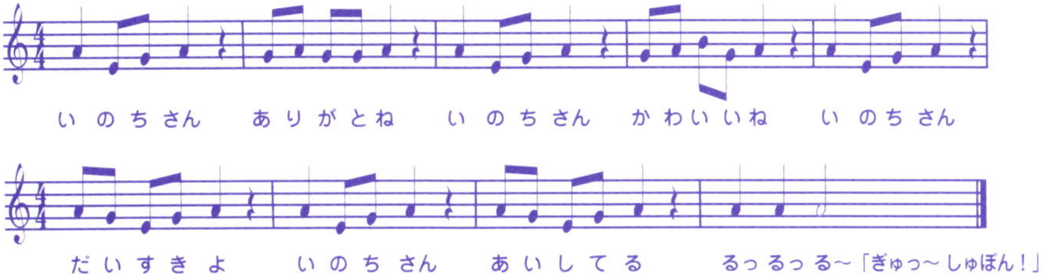

いのちさん　ありがとね　いのちさん　かわいいね　いのちさん
だいすきよ　いのちさん　あいしてる　るっるっる〜「ぎゅっ〜しゅぽん！」

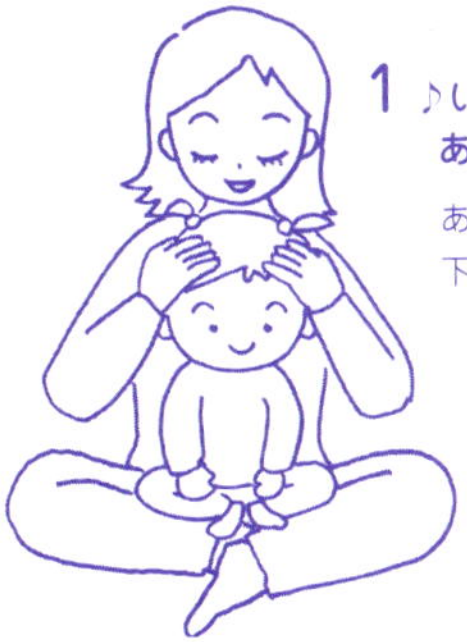

1 ♪い〜のちさん
ありがとね

あたまを上から
下へなでる

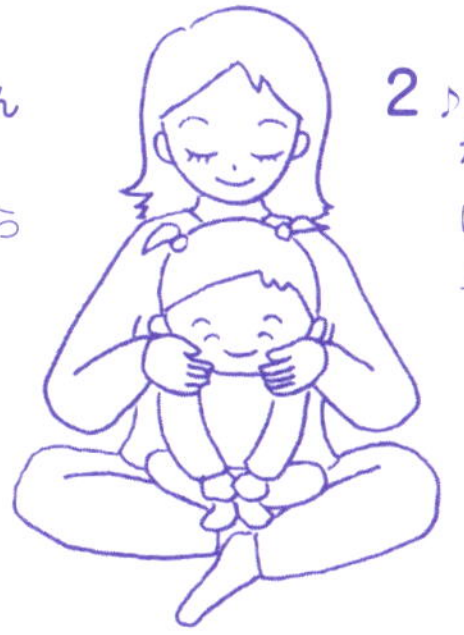

2 ♪い〜のちさん
かわいいね

ほおを下から
上へなでる

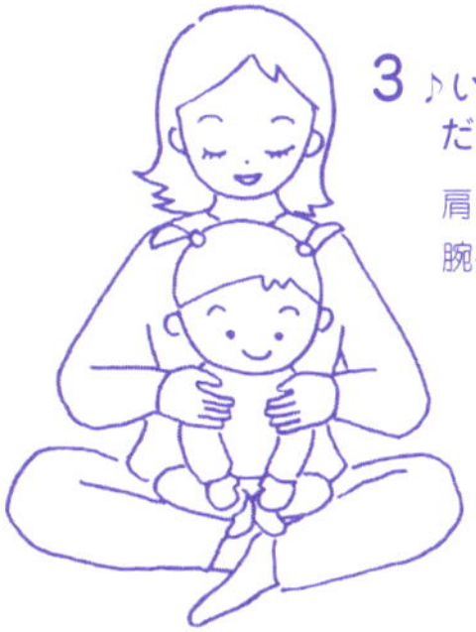

3 ♪い〜のちさん
だいすきよ

肩から下へ
腕をなでる

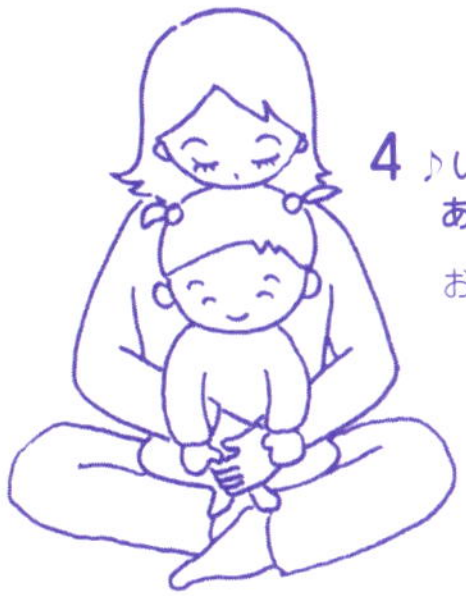

4 ♪い〜のちさん
あいしてる

おなかと脚をなでる

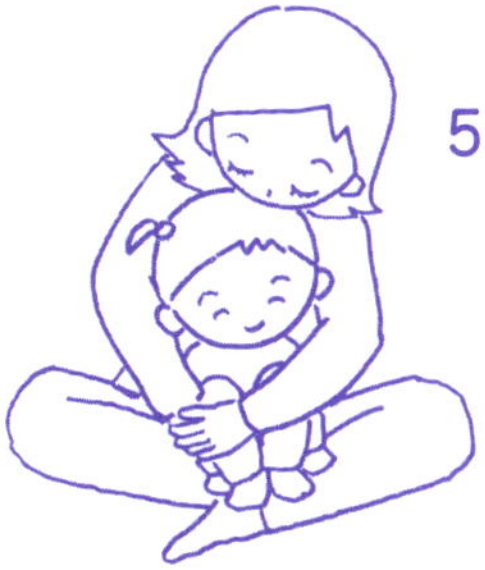

5 ♪るっるっる〜
脚ごとくるんで
「ぎゅっ〜 しゅぽん！」

「るっるっる〜」は、子どももいっしょに言って息を吐ききり、ふわっとゆるめる。

＊＊＊おわりに＊＊＊

どうして子どもに
ヨーガなのでしょうか

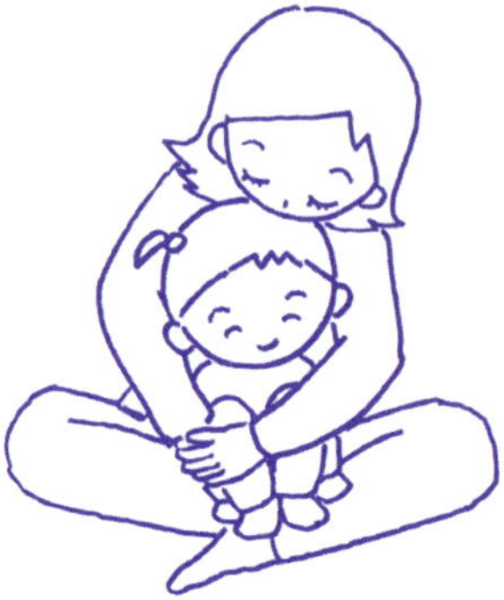

いま、私たちおとなは、子どもたちの「いのち」を「自然」のリズムで育てることが難しくなってしまいました。子どもたちは、便利で簡単で効率的なことが「よし」とされるおとな社会のリズムの中で、たくましく生活しています。

「放っておいても子は育つ」のかもしれません。けれども、子どもたちをよく見ていると、姿勢の悪い子、からだや顔が歪み、鼻がつまって口が開いたままの子、視力の悪い子や話を聴き取る力の弱い子、手先の不器用な子などが目につきます。こうしたからだの面だけでなく、すぐにかんしゃくをおこしたり、泣き出したり、暴力をふるったりする情緒の不安定な子、相手の気持ちを感じとるイメージ力の乏しい子など、こころの面で心配な子どもたちにもよく出会います。

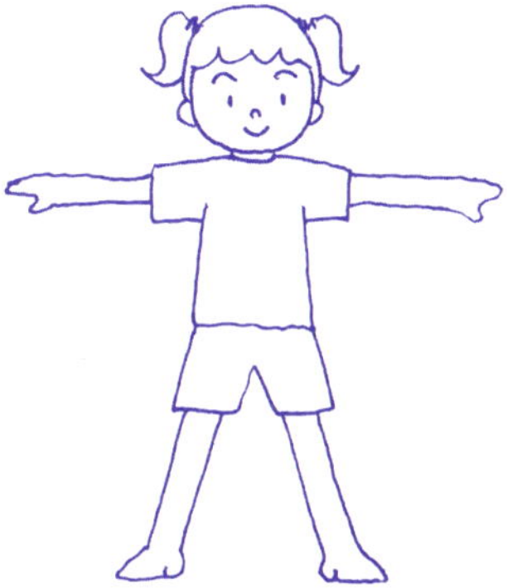

現代は、おとなが意識して子どもの「いのち」を護り育まなければ「いのち」が人間として育たない時代、そしてまた、子どもたち自身が、「いのち」の力に気がついて、「いのち」を大切にするこころやからだのつかい方を身につけなければ、人間らしく生きることが難しい時代なのではないでしょうか。
ヨーガとは「こころの働きを止滅すること」と古典が定義するように、あたまだけであれこれと考えず、「いのち」の声に耳をすませるプロセスそのものをさします。子どもにとっては「からだ・いき・こころ」というもっとも身近な「自然」に触れるあそびの時間になります。

ヨーガは原始感覚を呼び覚まし、脳を活性化し、姿勢や呼吸を整えて情緒を安定させます。子どもたちは楽しいヨーガあそびをとおして、自らの「いのち」が快適である状態がどのようなことかを知り、「いのち」の支えを感じ、「いのち」の力を信じることができるようになっていくでしょう。

子どもたちには一生を共にすごす自分自身の専門家になってもらいたいと思います。ヨーガで得られる感覚への「気づき」をとおして、自分の「いのち」の力に気づき、友だちの「いのち」の力にも共感できる、豊かでキレイなこころとからだをもったおとなに成長してくれることを願っています。

伊藤 華野　(2007年 初版より)

もっと知りたい・実践したい！
そんな方におすすめの
「まねまねヨーガ」
関連グッズ

CD『こどもヨーガで生きる力を！』（vol.1）

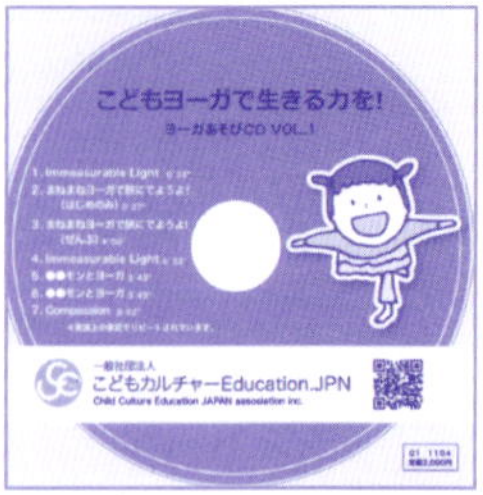

ヨーガあそびを実演で解説する映像教材
DVD『みんなで楽しくまねまねヨーガ』
実演・監修 伊藤華野（全69分）

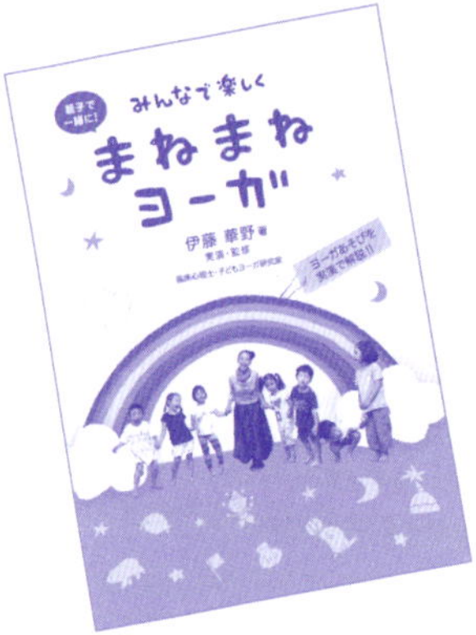

『はじめよう！キッズ・ヨーガ
──親子で楽しいヨーガあそび』
監修・文 伊藤華野
KADOKAWA（2008年）

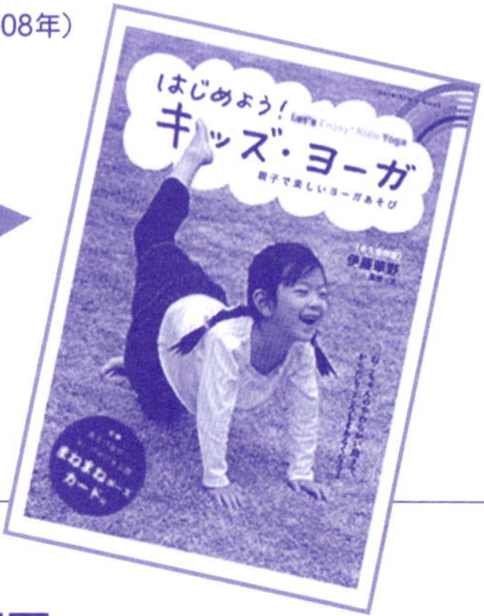

関連グッズのご購入・お問い合わせは・・・

一般社団法人
こどもカルチャーEducation.JPN
Child Culture Education JAPAN association inc.
〒812-0017 福岡市博多区美野島１丁目24-20
メールアドレス main@c-c-e.org
ホームページ https://kodomo.yoga/

ぜひ のぞいてみてください

伊藤 華野（伊藤 佐陽子）

いとうかの（11月4日生まれ　午歳）

こどもヨーガ研究家。臨床心理士、保育士、介護福祉士、福祉レクリエーションワーカー。母親がヨーガ教師という環境に育ち、大学院では幼児健康学の原田碩三、トラウマ回復支援の冨永良喜両氏に師事。1985年から子どもを対象にしたヨーガ指導をはじめる。1991年から「こどもカルチャーEducation」を主宰し、赤ちゃんからお年寄りまで、その年代層のニーズに応じたオリジナルなヨーガの指導方法を考案、実践研究に取り組んでいる。過年育児雑誌『月刊クーヨン』（クレヨンハウス）、『月刊ひかりのくに』（ひかりのくに）、『学研おやこCAN』（学研）などの連載で親子で楽しめるヨーガ遊びを紹介。著書に、『はじめよう！キッズ・ヨーガ――親子で楽しいヨーガあそび』（KADOKAWA）、共著に『保育の実践』（北大路書房）、『あかちゃんからの自然療法』（クレヨンハウス）他多数。ヨーガ遊びを実演で解説する映像教材として『みんなで楽しくまねまねヨーガ』（株式会社アイフォスタ）、熊本県制作『くまモンとヨーガ・プログラム』などがある。京都西山短期大学 准教授。

松尾 有輝子（松尾 須美子）

まつおゆきこ（11月21日生まれ　午歳）

保育士、産業カウンセラー。福岡大学卒業。OL経験後、人材育成研修アシスタントを機に、子どもの育ち全般に興味をもち、幼児教育、保育、子育て支援に携わる。「育児と育自」のかたわら、子どもに必要な環境づくりや多世代交流活性化をライフワークとして学びを続けている。おもなイラスト作品に、原田碩三著『園児の心を満たす快の保育と身体表現』、原田碩三・斎藤とみ子共著『お母さんと子どものための“足からの健康づくり”』（ともに中央法規出版）などがある。一般社団法人こどもカルチャーEducation.JPN代表理事。

参考文献

佐保田鶴治著『ヨーガ入門』ベースボール・マガジン社
番場一雄著『ヨーガ』平河出版社
かしいけいこ著『ヨーガを学ぶ人のために』池田書店
堀之内博子著『ヨーガ・からだと心の浄化法』JICC出版局
森田俊一著『医者からみたヨーガ』東宣出版
遠藤喨及著『タオ、気のからだを癒す』法蔵館
木村慧心監修／R.ナガラートナ他著『あなたもできるヨーガ・セラピー』産調出版　ほか

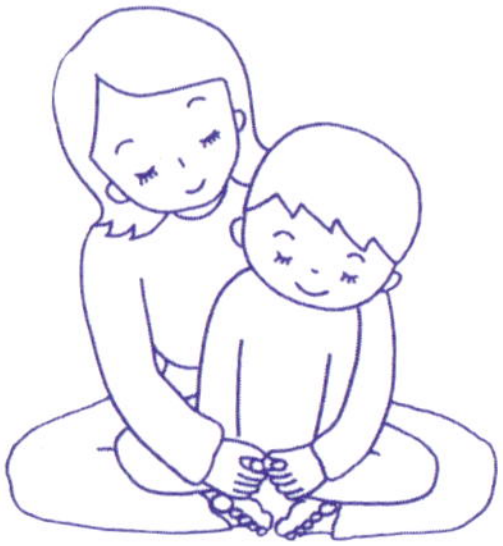

子どもとおとなの
キレイな姿勢をつくる絵本

おねんねまぁえに まねまねヨーガ

改訂版

文＊伊藤 華野
絵＊松尾 有輝子

発　行　2020年3月1日　改訂
発行人　井田典子
発行所　株式会社 京都通信社
京都市中京区室町通御池上る御池之町 309　〒604-0022
TEL 075-211-2340　FAX 075-231-3561
www.kyoto-info.com/
デザイン　秋葉敦子
印　刷　有限会社 寺平美術平版
製　本　大竹口紙工 株式会社

Published by Kyoto Tsushinsha　Printed in Japan
ISBN978-4-903473-21-5